气一元论与中医临床参悟集

吕英 著

中国中医药出版社
·北京·

图书在版编目（CIP）数据

气一元论与中医临床参悟集 / 吕英著 . —北京：
中国中医药出版社，2020.11（2021.1 重印）
ISBN 978-7-5132-6428-0

Ⅰ . ①气… Ⅱ . ①吕… Ⅲ . ①中医临床—研究 Ⅳ .
① R24

中国版本图书馆 CIP 数据核字（2020）第 179832 号

中国中医药出版社出版

北京经济技术开发区科创十三街 31 号院二区 8 号楼
邮政编码 100176
传真 010-64405721
三河市同力彩印有限公司印刷
各地新华书店经销

开本 710×1000 1/16 印张 11.5 字数 149 千字
2020 年 11 月第 1 版 2021 年 1 月第 2 次印刷
书号 ISBN 978 - 7 - 5132 - 6428 - 0

定价 48.00 元
网址 www.cptcm.com

社 长 热 线 010-64405720
购 书 热 线 010-89535836
维 权 打 假 010-64405753

微信服务号 zgzyycbs
微商城网址 https://kdt.im/LIdUGr
官 方 微 博 http://e.weibo.com/cptcm
天猫旗舰店网址 https://zgzyycbs.tmall.com

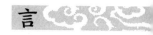

中医与中华民族的传承绵延相依相随，是中华民族的文化瑰宝，体现着华夏民族古圣先贤独特的世界观、生命观、疾病观。

李可老中医一生奋斗在纯中医治疗急危重症的阵地上，在缺医少药的农村，利用纯中医的治疗手段救人无数，更在七十高龄之时南下两广为中医的传承而奔走。南方医院李可中医药学术流派国家传承基地成立于2010年，经过10年的积淀，南方医院李可中医药学术流派国家传承基地系统总结了李可老中医的学术思想。基地的吕英主任用"气一元论"解读《黄帝内经》（以下简称《内经》）与《难经》《神农本草经》《伤寒杂病论》，将李可老中医的核心学术思想用七条大的规律进行凝练总结，在此过程中更加坚信李可老中医的学术思想完全继承了中医四部经典的理论体系，并将其在危急症方面的灵活运用得到了极大的发挥。正如李老生前反复强调的三点——"理论上听《内经》的"；"临证上听《伤寒杂病论》的"；"用药上听《神农本草经》的"。同时，吕英主任还大量阅览历代医籍，不断将历代医家的学术精髓融入四部经典所形成的理论体系之中，并灵活运用于临床实践。

"气一元论"即中医整体观的集中体现，用一气驾驭万病，以执万病之牛耳。"气一元论"的思想贯彻于基地的全部临床实践之中。本书是吕英主任不断参悟医理过程的真实记录，每个医理的参悟都力求展现中医对于天地自然规律的本真理解，体现了国家基地"道法自然，传承守正"的宗旨与初心。中医理论只有在临床实践的土壤中才有生命力，扎根临床是基地对全体医师的要求，书中的每一个医理都用典型病例进行阐释，还原吕英主任临证时的思考全过程。本书是对基地学术精髓凝练过程的集中体现，也真切地反映着吕英主任日复一日参悟中医的心路历程。

　　中医的"神奇"疗效并不是空穴来风，而是有深厚的文化内核及理论基础作为支撑的，临床的实践也不是单纯的"经验"，而是对于整个《内经》《难经》《神农本草经》《伤寒杂病论》所形成的理、法、方、药完备的中医理论体系的全面认识。李可中医药学术流派国家传承基地正沿着李可老中医探索的医路砥砺前行，我们希望把过程的点滴变成思想的火花，与更多人分享中医的智慧，不断体悟中医学最本真的博大。

南方医科大学南方医院

李可中医药学术流派国家传承基地

2020 年 9 月

目录

参悟丁酉微明方

一、个人参悟过程记录

丁酉微明方

邪气盛（过盈）到了"张之""强之""兴之""与之"的状态，对治之法用"消"法——"歙之""弱之""废之""取之"。

丁酉微明方由木防己汤、己椒苈黄丸、葶苈大枣泻肺汤、升降散、柴胡桂枝干姜汤的合方化裁而成。

组成：石膏 10g，防己 10g，桂枝 5g，赤芍 15g，葶苈子 10g，大枣 10 枚，花椒 5g，酒大黄 5g，蝉蜕 30g，人参 10g，姜炭 10g，柴胡10g。

对治阳明不降之火热燥所致温热证。

病机线路分析：阳失潜藏，元阳不足，火不生土，釜中火亦弱，但阳明伏邪形成的大实证为主要矛盾。

治疗重在利用：①肺胃之降；②柴胡桂枝干姜汤对应之少阳枢加强对治阳明失阖之实证；③大黄、蝉蜕降泄秽浊热毒，疏风散热而升举清阳至清虚之地——脑、肺；④人参、大枣治太阴气液不足。

可理解为恢复肺、胸膺、膈肋、肠胃腹之大小缝隙的气化。

若涉及络脉瘀阻，加苏木、茜草、红花、丹参；涉及血府瘀热加牛膝；若已液枯或地下水不足，即阴分不足，再加熟地黄、乌梅、牛膝属玉女煎配伍法度；若肺中深伏痰湿水饮，表现为痰多质稀带黏，或前面为黄白黏痰、末有白色泡沫痰，并热扰心神、睡眠不安多梦、腰酸困者加熟地黄、半夏、五味子。

其缘于《道德经》第三十六章："将欲歙之，必固张之；将欲弱之，必固强之；将欲废之，必固兴之；将欲取之，必固与之，是谓微明。"河上公注："此四事，其道微其效明也。"《韩非子·喻老》曰："起事于无形，而要大功于天下，是谓微明。"

二、典型病例

梁某，男，67 岁，肝癌、肝性脑病。

简要病史：2017 年 9 月 22 日患者因双下肢无力、行走摇摆、口角流涎于中山市中医院住院治疗，具体治疗不详。出院诊断：①肝性脑病；②腔隙性脑梗死；③肝癌。9 月 26 日当地中医院 CT 检查提示肝 S8 小叶肝癌，腹膜后多发性淋巴结轻度肿大，肝硬化，门静脉高压，胆囊结石，现寻求中医治疗。既往史：有高血压病史 10 余年，规律服用药物治疗；既往曾呕血。至 2018 年 12 月 17 日，患者共来诊 15 次，曾予来复汤、逆气方、胆胃郁热方、营血火毒方、己丑六君子汤等加减。

就诊时间：2018 年 8 月 26 日（第十一诊次）。

胸痛消失，肝区隐痛次数增加；胃痛消失，柏油样大便消失；大便每日 1 解，先干后稀，排解不畅；食欲可，不喜肉食同前，每餐约进食 1 碗饭；背部汗出减少，额头汗出多同前，喜吹风；小腿水肿反复；血压正常；易感冒，首发症状为流涕及咳嗽；平素上火表现为咽痛。舌略郁红，舌前 2/3 部无苔，根部黄腻剥脱，脉搏指。

方药：丁酉微明方加减。

处方：生石膏 10g，防己 10g，赤芍 15g，葶苈子 10g，大枣 10 枚，花椒 5g，酒大黄 5g，人参 30g，姜炭 30g，生牡蛎 30g，炙甘草

30g，枇杷叶 15g，黑顺片 5g，生龙骨 30g，楮实子 60g，生地黄 30g，山茱萸 30g。7 剂。

用法：每 2 日 1 剂，每剂加 1500mL 水，文火煮 1.5 小时，煮取 180mL，分 2 日，每日 3 次服。

逐症分析，由博返约：

结合患者肝癌病史和 CT 检查有腹膜后多发淋巴结轻度肿大、肝硬化、门静脉高压、上消化道出血，根据疾病规律考虑患者三阴本气不足，局部大实证，肝区隐痛加重，额头汗多喜吹风，属在里在深厥阴阳明界面伏火。但小腿水肿，根部黄腻剥脱，属元阳不足，气化不利，水湿内停郁而化热。舌略郁红，前 2/3 无苔属居中主土阳明本体液津血不足，血分伏热。脉搏指，头汗多，有萌芽欲脱之端倪，故予木防己汤去桂枝，人参、姜炭增量，打开阳明界面气结，加强阳明主阖功能，同时加强温益太阴、温经止血之功。大便先干不畅用葶苈大枣汤加强肺胸膺阳明主阖功能。己椒苈黄丸四药加强胃肠腹中脂膜分肉、肉分、分腠之间气血的运行。枇杷叶从肺主一身之气、肺主降，加强阳明主阖功能。楮实子针对肝内有形之肿物，利用诸子皆降之力打开局部气结。来复汤化裁收敛元气，附子启动元阳，因患者局部阳明伏火炽盛，故甘草与附子之比为 6：1，重在土伏火，生地加强居中主土阳明液津血的化生。之后几诊均守上方及逆气方加减治疗。

就诊时间：2019 年 1 月 22 日（第十六诊次）。

肝区隐痛几近消失，食油腻食物易腹胀；水肿消失；晨起口苦，平时口干，欲饮温水；大便日 1～2 解；纳眠可。2019 年 1 月 7 日于中山市中医院复查彩超：考虑肝硬化超声改变，胆囊结石。该院复查甲胎蛋白 6.5ng/L，谷草转氨酶 52U/L，白蛋白 39g/L，间接胆红素 18.73μmol/L。舌转郁暗，舌苔黄腻燥，分布不均匀，右侧根部为主；脉沉。

方药：逆气方加猪苓、麻黄根、乌梅、僵蚕、桑白皮。

酒大黄 10g，茯苓 30g，泽泻 30g，盐牛膝 30g，蒸附片 10g，炙甘草 30g，人参 30g，山药 60g，猪苓 10g，麻黄根 5g，乌梅 5g，僵蚕 5g，桑白皮 5g。

14 剂。每 4 日 1 剂，每剂加 1500mL 水，文火煮 1.5 小时，煮取 240mL，分 4 日，每日 1 次服。

按： 主症肝区隐痛基本消失，相关检查结果较前明显好转，说明药证相合，原有三阴本气逐步恢复，六气绞结之实证得到控制，部分邪气得以转化归位。晨起口苦，平时口干，欲饮温水，舌苔右侧中根部黄腻燥为主，属元阳不足，同时存在太阴湿与阳明燥火绞结之邪。肝癌病史，食油腻食物易腹胀，舌苔黄腻燥，分布不均匀，说明阴阳俱损，寒湿阴霾逆上，故用大剂山药以阴配阳。阴分不足，水邪逆上，腠理阻塞，故用猪苓、麻黄根对治肌层至居中主土阳明之间的风、水、热、伏邪，亦是托透法之一。依据肝癌疾病规律，脂膜分肉之间必内伏火热秽毒、阳明失降，故加乌梅、僵蚕、桑白皮。

参悟营卫阴阳

一、个人参悟过程记录

卫气不用所指范畴不能被固有思维所限，理解的关键是"脉"及"营在脉内，卫在脉外"营卫一气的谐和。在人身任何一点均有脉，均有脉内外之营卫之气。如近期许多患者稍食凉性食物则胃痛、胃胀，或怕冷怕风，或汗多怕风，或受凉后关节痛，或四末凉，严重者腿背酸痛，但同时亦存在稍食热性食物或煎炸之品则出现上火之症，如口腔溃疡、唇颊黏膜脱皮、起疱，或咽干、咽痛，或双目干涩痛、目眵增多，或噩梦纷纷、心烦意乱，或大便干结，或尿黄，或经血黏稠色深，或带下黄稠，或头胀痛。

依据"土伏火"之理，此类患者的病机共性为土气虚、寒热错杂。

此类寒热证可理解为卫气失用之寒证和营阴营血之血少液枯津损所致邪热之证。对治诸如此类的脉外卫气不用之寒证，无论虚实，依据"阴为阳之基""君火之下，阴精承之""君火以明，相火以位""阳明之降乃人身最大降机""阳明之燥热永不敌太阴之寒湿""肺者，脏之长也""肺为水之上源"之理，在益土养阴生津的同时，针对脉内血少液枯阳明经邪热炽盛者，石膏、生地黄、熟地黄、甘草、乌梅、知母、五味子成为对治的一组首选药物。之前认为石膏、知母等甘寒、凉润之品，需防伤中和拔阳根之弊，目前临床体会，只要符合上述病机，不必加用人参、炙甘草、附子、肉桂之品，"有故无殒，亦无殒也"。

近期用木防己汤、调卫汤对治部分疑难杂病，顿悟"小而无内"之临床运用，仲景方均合天地规律、自然法则，故即使撞对，也是因患者恢复了顺应天地规律的能力。

调卫汤，东垣先生曰湿盛自汗，按方中药物组成及临床体会，麻黄根敛汗之机理乃为疏通至表肌肤到居中主土阳明之间的腠理，里气和则毛皮疏松的腠理必自行恢复防御功能。故自汗实乃表里内外营卫不协和之病态。方中麦冬、半夏组药理解为对治脉内外营卫气不协和，对应阳明界面之津损液少兼燥热之邪，麦门冬汤、温经汤、竹叶石膏汤中均有此组对药。苏木、猪苓，一血分药，一水分气分药，对治局部因虚而致气血水道瘀滞之实证；黄芩对治少阳邪热；黄芪实卫气；五味子在都气丸、生脉饮、五子衍宗丸、麦味地黄丸、大定风珠、苓甘五味姜辛汤、小青龙汤、全真一气汤、引火汤、苓桂味甘汤中均有应用，说明药如其名，可纳五方不归位之气归于地下水阴中；生地黄、当归、甘草对治多气多血之阳明阳土气血受损；羌活针对风邪，太阳表藩篱太过致密而致本应流动的风因阻塞或闭塞而内陷入里，形成在里之伏邪，此种风气太过深伏体内甚则出现伤风不醒变成痨之势。如人参败毒散治疗肠易激综合征正是师父的托透大法，喻嘉言谓逆流挽舟。

生地黄、麦冬为增液汤中二药，针对胃、肺、肾、心液损津少兼有邪热。需参悟清胃散、生脉饮、炙甘草汤（复脉汤）、益胃汤、护胃承气汤之配伍。麦冬、五味子二药可参悟生脉饮、全真一气汤、引火汤之配伍。猪苓汤针对火与水两邪，故见于阳明、少阴篇。伤寒论中对南朱雀、液精津一般用阿胶、当归、干地黄、麦冬。

附：清代陈修园《神农本草经读》曰："麻黄根节，古云止汗，是引止汗之药，以达于表而速效，非麻黄根节自能止汗，旧解多误。"清代张山雷《本草正义》曰："麻黄发汗，而其根专于止汗，昔人每谓为物理之奇异。不知麻黄轻扬，故表而发汗，其根则深入土中，自不能同其升发之性。况苗则轻扬，根则重坠，一升一降，理有固然。然正惟其同是一本，则轻扬走表之性犹在，所以能从表分而收其散越，敛其轻浮，以还归于里。是固根荄收束之本性，则不特不能发汗，而并能使外发之汗敛而不出，此则麻黄根所以有止汗之功力，投之辄效者也。凡止汗如糯稻根、桃干、小麦、枣仁之类，皆取其坚凝定静之意，以收散失之气，其旨皆同，夫岂麻黄与根同出一本，而其性顾乃背道相驰耶？防风发汗，其根止汗，亦是此义。"

二、典型病例

邱某，男，42 岁，褐色丘疹查因。

就诊时间：2019 年 5 月 6 日。

主诉：全身褐色丘疹伴瘙痒、脱屑 3 年。

现病史：患者 2016 年年初在皱褶潮湿处始见并逐渐蔓延全身的褐色丘疹，皮肤科描述为：与毛孔一致的毛囊性丘疹，中心有角质栓，表面粗糙伴干燥、瘙痒、脱屑，秋冬季脱屑加重，夏季瘙痒加重。2018 年 7 月 14 日金域医学检验诊断意见：皮肤组织，表皮未见明显改变，真皮浅层见多灶性毛囊微小扩张，伴毛囊周围纤维增生，红细胞外溢伴含铁血黄素沉积；是否为毛发红糠疹或营养缺乏症、遗传性疾病，请结合临床。肌肉紧绷如箍，活动受限。眼睑红赤、巩膜黄染 2 年余。外院检查：总胆红素 50.9μmol/L；直接胆红素 11.7μmol/L；间接胆红素 39.20 μmol/L。纳可，食用寒凉则胃胀，喜甜食；前后二阴自觉发烫感，汗出瘙痒；动则汗出，全身、前后二阴明显伴瘙痒，汗后可吹风；小便黄；近 1 年大便每日 1 解，质硬，羊矢状，难解；双眼怕风怕光，易流泪，闭合不全，进食热气类食物则加重；疲乏，思睡；稍有口干，无口苦；纳眠可；易上火，表现为丘疹增多，瘙痒明显；晨起眼屎多；不易感冒，首发症状为乏力、流涕；近 3 年体重明显下降，由 70kg 下降至 65.5kg；张口伸舌不利。舌淡红，苔薄白；

脉沉紧如裹。三年来服用重剂附子、活血类中药。

处方1：石膏10g，白芍60g，炙甘草60g，乌梅5g。

7剂。每日1剂，每剂加水700mL，一直文火煎煮1小时，煮取200mL，分2次服，送服五苓散3g。

处方2：猪苓13g，泽泻19g，白术13g，茯苓13g，桂枝7g。

1剂。上药打粉，3g/次。大便通畅，小便色转淡，止后服。

逐症分析，由博返约：

1. 患者在皱褶潮湿处逐渐发展为全身褐色丘疹，表面粗糙伴干燥、瘙痒、脱屑，说明正气不足在先，邪气内生或由表内陷为后，表里不和内外不交通，逐渐在局部形成风、火、燥邪。

2. 真皮浅层见多灶性毛囊微小扩张，伴毛囊周围纤维增生，红细胞外溢伴含铁血黄素沉积，此为邪热灼伤营血液津，脉外卫气失用，分肉间隙邪实。

3. 动则汗出，汗后可吹风，说明肌肤内伏阳明经热。

4. 胆红素升高，眼睑红赤、目睛黄染，食用寒凉则胃胀，结合病机线路1、2，说明太阴虚，阳明邪热内陷血分，瘀热发黄。

5. 前后二阴自觉发烫感，汗出瘙痒为乙木下陷，胆热下流。

6. 小便黄，近1年大便每日1解、质硬羊矢状、难解，阳明腑实热深伏。

7. 双眼怕风怕光，易流泪，闭合不全，进食热气类食物则加重，张口不利，近3年体重明显下降，属阳明本体缺乏，且与伏热互为影响，已经出现了壮火食气。

8. 疲乏，思睡，结合病机线路7亦属壮火食气。

故对治邪热为治疗的第一步，既能增强元阳、元气，又能助生机活力，首先考虑降甲胆，以芍药甘草汤降甲胆；小量石膏清解阳明气分伏热，阖阳明，小量乌梅阖厥阴，通过加强阳明厥阴主阖功能，恢复生生之源，再配合五苓散宣通全身腠理，加强三焦气化，水火道路通畅则既可给邪以出路，又可增强元气。

就诊时间：2019 年 5 月 13 日。

全身皮肤色素沉着减轻，双眼闭合、眼睑红赤、白睛黄染减轻，肌肉紧绷如箍减缓；全身各肌肉活动较前灵活；张口伸舌较前明显好转；大便由羊矢状转软，每日 1 ～ 2 解，小便色转浅，疲乏减轻；思睡、口干消失；汗出同前；口臭、双眼怕风怕光同前；前后二阴汗多瘙痒同前；发烫感消失；纳眠可。舌由淡红转暗红，苔薄白；脉由沉紧如裹转和缓。

处方 1：石膏 20g，白芍 90g，炙甘草 90g，乌梅 10g。

7 剂。每日 1 剂，每剂加水 700mL，一直文火煎煮 1 小时，煮取 200mL，分 1 日，每日 2 次送服五苓散。

处方 2：猪苓 13g，泽泻 19g，白术 13g，茯苓 13g，桂枝 7g。

1 剂。上药打粉，3g/ 次，汤药送服。

按：患者服药主症减轻说明药证相合，元气增强，腠理较前通畅，故此诊效不更方，原方石膏、乌梅翻倍，芍药甘草汤 60g 加至 90g，散剂同前。

就诊时间：2019 年 5 月 23 日。

色素沉着、全身肌肉绷紧如箍感进一步减轻，活动较前灵活，疲乏减轻；目赤几近消失；双眼闭合、白睛黄染明显减轻，全身动辄汗出及前后二阴汗多瘙痒、小便偏黄同前；大便日一解、偏稀、排解畅顺，纳眠可。舌暗红，苔薄白腻，脉弦。未复查肝功能。

处方 1：生石膏 20g，白芍 90g，炙甘草 90g，乌梅 10g，生地黄 60g，吴茱萸 3g，黄芪 10g，当归 10g，续断 10g。

14 剂。每日 1 剂，每剂加 900mL 水，一直文火煮 1 小时，煮取 200mL，分 1 日，每日 2 次送服五苓散。

处方 2：猪苓 130g，泽泻 190g，白术 130g，茯苓 130g，桂枝

75g。

1剂。上药打粉，3g/次，1～2次/日，汤药送服。

按：患者药后主症进一步减轻，说明后天液津血精化生较前增强，阳明多气多血及主阖功能进一步恢复。全身动辄汗出，前后二阴汗出瘙痒，说明阳浮于外、厥阴风木疏泄太过，结合大便偏稀，舌暗红，苔薄白腻，脉弦，说明厥阴寒与阳明本体液津血不足二者是相火离位、风木疏泄太过、邪热深伏的源头之一。依前二诊取效之理加重剂生地黄配小剂吴茱萸，同时加用黄芪、当归、续断，十味神效散化裁加强气血周流及皮肉脉筋骨之间的相保功能，旨在达到阳气者，精则养神，柔则养筋之效。

参悟木防己汤

一、个人参悟过程记录

方药组成：防己 10g，石膏 10g，人参 10g，桂枝 5g，赤芍 10g，姜炭 10g。

1. 木防己汤对治肺胸膺膈胁肋阳明邪热痹阻之证，邪之来源为厥阴风木之气下陷或太阳风寒表虚证内陷入阳明；二者对治之药均为桂枝。

2. 木防己汤取效后邪热减轻，卫气失用部分功能恢复，立足叶桂卫气营血辨证体系说明此方重在气营功能的增强，但间接增强卫分的功能大于血分的功能。

3. 对于大病，若可推断出木防己汤之邪热之另一源头为吴鞠通三焦辨证之下焦阴液髓血枯竭，治疗需结合大小定风珠、三甲复脉之配伍法度，增强下焦阴分。依阴为阳之基，从而增强坎卦元气。若立足叶桂之辨证体系气营血的增强必同时能够加强卫的功能，如此参悟出叶桂之卫气营血实是一气，是气一元论的认识。叶氏与吴氏的辨证体系在临证时可以做到二者融合。

4.《内经》中脉外卫气失常的临床表现多种多样也是同一机制，有的表现为无汗，而有的是大汗，又如既怕冷又怕热，既口淡又口干等。

5. 温病之观点认为温邪必耗阴，如梅峰医学外感发热用白薇，脑炎用生地黄。

6.由上参悟李东垣之清胃散涉及：①阳明多气多血；②胃腑；③胃戊土；④胃为水谷之海及六腑之大源；⑤大肠小肠皆属于胃，故与气血津液阳密切相关。在温病的治疗中，这一认识尤其重要，无论是立足大的阴阳、形神、形气、血气，还是津与液、津与血、髓与血、液与血、水与血，临床往往几种皆有，精准地分清主次及界面是治疗的关键。2018年是戊戌火运之年，火邪越盛，部分人表现出的湿水越盛，火为湿之源，不清火无论怎么治湿效果都不好，此即"火极似水"证。

7.成无己云："阳明病，法多汗，以夺血者无汗，故但头汗出也。"因血室隶属于肝脉，故刺期门穴以泻其实，使邪热从外宣泄，热散血止，营卫得通，津液得复，身溅然汗出而头汗得解。故阳明有瘀热发黄。郁滞之后反出现脉外卫气"温分肉、充皮肤、肥腠理、司开阖"功能下降，表现为虚寒证。

二、典型病例

罗某，男，40岁。

初诊：2018年4月23日。

主诉：发现甲状腺癌2月余，术后1月余。

现病史：患者于2个月前在中山二院体检时发现甲状腺左叶结节、左颈Ⅱ区淋巴结肿大，后转至中山大学附属肿瘤防治中心再次行彩超示"甲状腺左侧叶中部实性结节，考虑甲状腺癌；左颈Ⅲ区淋巴结，考虑转移性淋巴结；双侧颈部Ⅵ区、左颈Ⅳ区淋巴结，转移性淋巴结待排；左颈Ⅲ区穿刺疑为甲状腺乳头状癌转移"，并于2018年3月8日在全麻下行"甲状腺全切＋双侧淋巴结清扫＋双侧喉返神经探查"，术后病理提示：甲状腺乳头状癌（经典型），肿瘤累及甲状腺被膜，术后规律服用优甲乐。2018年4月10日复查甲状腺功能促甲状腺激素

（TSH）88.96U/mL（0.27～4.20U/mL）、抗甲状腺球蛋白（Anti-TG）193.92U/mL（0～11.5U/mL）过高，故暂不行放疗。

术后左颈部曾出现水肿，现肿消，遗留麻木；声嘶，饮水易呛咳；易长口腔溃疡，局部轻微疼痛；饭后易疲乏，怕冷；汗出无异常；纳眠可；晨起口干；时有左腿、双手指关节隐痛，饮啤酒后易作；大便日2～3解，质烂，晨起5：00及饭后即解，顺畅；夜尿1次；舌淡红，苔白略腻；脉细小滑。

诊断：甲状腺肿瘤术后。

处方：防己10g，生石膏10g，人参10g，桂枝5g，赤芍10g，姜炭10g。7剂。

用法：每日1剂，每剂加水600mL，一直文火煮1小时，煮取60mL，分2日，每日1次服。

逐症分析，由博返约：

1. 根据患者甲状腺乳头状癌伴颈部多发淋巴结转移，考虑三阴本气不足，三阴热化变证，结合患病部位当属"缺盆"系，属阳明伏热，阳明不降，局部六气绞结成形。

2. 术后复查甲状腺功能TSH、Anti-TG过高，易长口腔溃疡，局部轻微疼痛，晨起口干，结合饭后易疲乏，怕冷，时有左腿、双手指关节隐痛，饮啤酒后易作及二便情况提示脉内血热鸱张，脉外卫气相对不用；石膏、人参、姜炭、桂枝、赤芍对治，其中桂枝、赤芍还可对治厥阴、中气、营卫、血脉之寒热虚实。

3. 术后左颈部曾出现水肿，现肿消遗留麻木，考虑局部气血不荣、不通，水湿热气痹阻；防己对治。

4. 声嘶，饮水易呛咳，属气虚气逆，结合病机线路，说明虚以气津为主，气逆之源为阳明经热致阳明失阖。

综上所述，目前以阳明（肺系、缺盆）伏热，水湿热痹阻经络为主；故予明医堂木防己汤。

二诊：2018 年 5 月 11 日。

药后：服上方 1 周后声嘶明显好转，饮水呛咳消失；左颈部麻木较前略好转；左腿、双手指关节隐痛消失；精神、体力、睡眠、周身疼痛均明显好转，近半月体重增加 1500g；口腔溃疡发作次数较前明显减少；晨起口干如前；纳眠可；大便次数减少，日 1 ～ 2 解，质较前转成形，顺畅，饭后即解大便消失；夜尿次数减少，现时有时无；舌暗红，苔薄白少；脉沉伏。

处方：防己 10g，生石膏 10g，人参 10g，桂枝 5g，赤芍 10g，姜炭 10g，熟地黄 15g，盐牛膝 10g，醋五味子 5g，醋鳖甲 10g，射干 10g，麦冬 15g，生半夏 5g。14 剂。

用法：每日 1 剂，每剂加水 1000mL，一直文火煮 2 小时，煮取 100mL，分 1 日，每日 2 次服。

按：药后诸症明显减轻，提示阳明伏热减少，元气增强；晨起口干如前，结合舌脉，考虑存在更深层次的阳明伏热，即《伤寒论》第 116 条之理，伤津损液、暗耗髓精，此种深伏之热既需清解更需截断其源头，故此诊在上方基础上合熟地黄、生半夏、盐牛膝、醋五味子加强阳明主阖功能以及壮水镇阳之功以增强生生之源，加醋鳖甲、射干取"鳖甲煎丸"之配伍法度，散结开肺、软坚化瘀，麦冬、生半夏对治脉内外津枯液少，增强皮肉筋脉骨之间的相保。

参悟戊戌火毒方

一、个人参悟过程记录

戊戌火毒方组成：柴胡60g，酒大黄5～15g，枳实5～15g，黄芩20g，生半夏30g，白芍、赤芍各20g，僵蚕30g，乌梅15g，石膏50g，炙甘草20g，太子参30g，防风10g，姜炭10g，甘草30g，通草10g，大枣5枚。

若少苔、无苔去通草，若疲劳、烦躁、发脾气、眠差属火逆在上，通草改淡竹叶，极度虚羸少气者太子参改用人参。

戊戌年的火毒为害，从常见病、多发病到疑难病、急重症，每一步治疗环节均需考虑。夏至之后，虽一阴生，但阳热之邪盛，因人体质不同，可深伏三阴三阳六个界面。依据日、年之规律，若阳明不降，气机被阻挡在上在外，或停滞于肌肉之中，高血压、头痛、痈、疱、疮等疾出现，若三阴里气空虚明显，髓血精化生乏力，重大疾病较往年难治，尽管出现了从《内经》营血认识"营在脉中，卫在脉外，内外相贯，阴阳相随，如环无端"之脉内血热鸥张，脉外卫气失于温分肉、充皮肤、肥腠理、司开合功能，或卫气不从，逆于肉里，临床表现为虚寒证，从"营"实热入手治疗，苦寒清泻、甘寒凉润是首选治则，虚寒之症状反而得以纠正，这一点弥补了之前的认识，也让我反思之前临床中失败的道理。

若虚热证应参合《素问》第四十二至第四十五篇，"风痹痿厥"四篇内容，从"肺"入手治疗，肺痿之清养润燥麦门冬汤、清燥救肺汤，火逆之竹叶石膏汤、清胃散,火夹湿乃温病之上中焦宣痹汤、肺寒之甘草干姜汤需同时兼顾。这些是典型代表方剂,但不是唯一,旨在说明道理。因这里涵盖了一个大阳明,那么栝楼枳实类方,橘枳姜汤、木防己汤、栝楼瞿麦丸、栝楼红花散、甲胆逆上芍药甘草类方,痰瘀热互结之陷胸、抵当类方,从头至腹之十五个承气类方,血府逐瘀汤类方等,凡涉及肺胸膺胁肋膈部位,从六合之上下、内外、表里、前后,相对在里在内在深之阳明,均属这个范畴,而这种变化的相对性,尤其在疑难杂症中往往邪气停留的界面除了阳明还对应一个厥阴,为何?一因厥阴为初之气,二因肝左升肺右降,三因二者同主阖。天地生命疾病规律均如此。

若局部形成实证以火热二邪为主,首先从"少阳枢"入手,治疗以柴胡类方为主,兼阳明伏热火毒,依《伤寒论》第184条首先分清经腑邪热,结合杨栗山《伤寒温病条辨》及刘完素(河间)六气皆从火化,采用"降泄疏散宣透"六字大法,若已用汗法效不明显,无论有汗无汗,体内已伏桂枝汤证之邪,或《伤寒论》第279条桂枝加芍药汤、桂枝加大黄汤二证之邪。此时少阳枢的理解应为阴阳之枢,非单纯三阳之枢,也非单纯"柴桂姜"汤之太阴与阳明之枢。临床难点即在于此,火毒形成深伏体内,必是三阴里气亏虚,故土伏火大法体现在太阴界面,首选生甘草、炙甘草,既然是火毒,必是离位之相火,依一日之规律"厥阴阖开太阳",乌梅是首选之药。厥阴不阖已发生了热化火化之变证,大小柴胡剂对治了太阳、阳明、少阳三个界面。唯少阴只有借助各方之力增强阳明降机,则"阳明阖坎水足",阴阳俱损之势必可得到扭转。

戊戌火毒方针对火毒之邪,用病机统万病。临床治疗痈、疮、带状疱疹不必再加清热解毒药,也用之治癌症、高热、肺炎、过敏性皮炎、接触性皮炎等。既有大的六经辨证,又有《内经》营卫的发挥即叶桂之卫气营血辨证体系,更包括了吴瑭之三焦辨证,但理论依据在《内经》、《易经》,胸中空明没有寒温之分,回归汉代以前的中医诊治思维，打破已形成的寒温分论之框架，由博返约为阴阳一气，临床实证体悟，学而思，思而学，自能明白其中的常识。

二、典型病例

廖某，男，35岁，慢性淋巴结炎。

就诊时间：2019年10月25日。

主诉：双腋区淋巴结肿痛3月余。

现病史：患者近3个多月来出现双腋区淋巴结肿痛，偶午后发热，在当地医院予抗生素治疗有效，停药后反复，后口服抗生素（头孢克肟）及中药效不佳，现双侧腋区见皮肤发红，扪及散在结节，触痛明显，左侧较右侧严重；易上火，表现为扁桃体化脓、咽痛、发热，2009年行"双侧扁桃体切除术"，术后咽部易热痛；汗出多，汗后不怕风；易疲劳；纳佳；无口干、口苦，喜温饮；大便日1～2解，不成形或稀烂；小便调；眠可。舌红苔黄腻；脉沉。

处方：柴胡60g，黄芩30g，生半夏30g，甘草30g，僵蚕30g，石膏50g，姜炭10g，乌梅15g，炙甘草20g，人参30g，酒大黄5g，蝉蜕15g，赤芍20g，白芍20g，枳实5g，黑枣5枚，防风10g，通草10g。3剂。

用法：每2日1剂，每剂加2000mL水，一直文火煮2小时，煮取400mL，分2日，每日2次服。

逐症分析，由博返约：

1.患者反复腋下淋巴结肿大及扁桃体化脓，午后发热，咽痛反复，属局部肉气中郁伏火毒。午后发热说明阴分不足。因消炎药初有效后控制不佳，说明少阳枢机不利兼太阴土虚内伏邪火。故小柴胡为首选方。根本在三阴，一为土虚土不伏火，二为厥阴中化太过为火，土失载木，目前以少阳火毒、阳明火毒为主。小柴胡汤去生姜加石膏、姜炭、酒大黄、蝉蜕、僵蚕。

2. 汗出多，汗后不怕风，易疲劳说明阳明经热，壮火食气，石膏50g对治阳明经热，酒大黄、枳实小剂量打开土中实热气结予邪以出路，加强阳明主阖功能。赤芍、白芍对治营热血热，乌梅、生甘草、炙甘草、人参厚土伏火，敛降离位相火，大黄、蝉蜕、僵蚕、乌梅对治土中湿热火秽毒邪。

3. 苔黄腻说明土中郁伏湿热，大便不成形或稀烂，脉沉，说明太阴虚寒，结合病机线路，目前不可直接加强元阳，用姜炭温益中土及血脉。防风透散一脏五腑至阴土中内陷之湿风郁而化火之邪。通草利小便以通阳。

就诊时间：2019 年 11 月 1 日。

药后腋下淋巴结肿大缩小，未再发热；大便日 1～2 解，转成形；汗多减少；余同前。舌红，苔中薄黄燥，腻苔消失；脉疾。

处方：引火汤加味。

熟地黄 60g，天冬 30g，麦冬 30g，五味子 5g，生地黄 60g，乌梅 10g，射干 5g，石膏 15g，生半夏 15g，猪苓 15g，茯苓 30g，蒲公英 90g，柴胡 10g，鸡蛋花 10g，金银花 10g，僵蚕 10g。7 剂。

用法：每 3 日 1 剂，每剂加 2000mL 水，一直文火煮 2 小时，煮取 300mL，分 3 日，每日 1 次服。

按：药后淋巴结肿大缩小，午后发热消失，汗多减少，大便转成形，说明土中内伏火毒部分清解，湿热风邪部分转化，元气增强，但脉转疾，结合苔转黄燥说明本象水浅不养龙及阳明肺胃土涸金燥。故予肺朝百脉方，即引火汤去巴戟天合生地黄、猪苓、乌梅、射干、半夏、石膏，重剂蒲公英清解热毒，小剂量柴胡、鸡蛋花、金银花、僵蚕发陈，对治土中火秽热毒。

就诊时间：2019 年 11 月 22 日。

2019 年 11 月 13 日出现淋巴结肿痛 1 天。11 月 16 日服用虫草花胶汤后出现咽痛发热，伴全身酸痛，本次发热腋下淋巴结未肿大，服药 1 天后热退，汗多，易疲乏，大便由日 2 解转日 1 解，较前成形。舌淡红，苔薄黄燥，少许剥脱；脉细实。

处方：柴胡 60g，黄芩 30g，生半夏 30g，炙甘草 30g，人参 30g，黑枣 7 枚，熟地黄 90g，五味子 5g，蒲公英 120g，金银花 10g，乌梅 15g，僵蚕 15g，皂角刺 10g，白芍 60g，赤芍 60g，浙贝母 60g，石膏 30g，冰糖 30g。7 剂。

用法：每 3 日 1 剂，每剂加 2000mL 水，一直文火煮 2 小时，煮取 300mL，分 3 日，每日 1 次服。

按：药后发热时淋巴结肿大未作且可快速退热，大便好转，脉由疾转细实，说明本气增强。进食虫草花胶汤后出现咽痛、发热，考虑土的生化运载之力不足且不能伏火，结合上两诊治疗思路，及少许剥脱苔，考虑火之源头为土虚及少阴肾水不足，故用重剂熟地黄配合乌梅、五味子，半量小柴胡汤合重剂蒲公英、浙贝母，小剂量金银花、僵蚕、皂角刺枢转土中寒热气结，从太阴直达太阳，同时清解热毒、托透土中火热秽毒。石膏、人参、甘草、冰糖、乌梅厚土气清解阳明敛降离位相火，乌梅、僵蚕又可清解脂膜分肉间火热秽毒，赤芍、白芍对治厥阴中气营卫血脉线路之血热营热，从"肝胆为发温之源"截断邪火之源。

参悟炙甘草汤

一、个人参悟过程记录

1. 炙甘草汤之命名突出了"土"在生命、人身的重要性。因甘草用炙说明土虚偏寒，同时也说明"邪属急"宜用缓。此种虚寒，土中所致邪急究其实质为土（手足太阴、阳明胃为主，包括至阴土）中液涸津少、化燥生热，营之化生无源，脉内、心、肺、阳明胃均有邪热，但因其虚多，此热未达炽盛之态，而脉外不用对应了春无发陈，夏无蓄秀之力，故原文有"心动悸，脉结代"之症；依病机"肺胃燥，心血少，心气虚"，故"壅遏营气，令无所避是为脉"之脉是枯涸状态。

2. 临证治疗时"复脉"是关键。应将液、津、气、血、营、卫、脉七个概念贯穿为一体。

3. 方药组成分析：

（1）营卫之源：阳明多气多血，阳明居中主土也，补其内伤不足，通血脉，益气力——首选生地黄，达阳明主润（自然加强了液的化生）宗筋，宗筋主束骨而利机关也。邪热减少——津自然增多。

（2）营卫之源：太阴脾主散精，上归于肺，肺朝百脉。人参、炙甘草、生姜、大枣——治脾，人参、麦冬——治肺，麻子仁——治脾。

（3）风木升发之体：阿胶。

（4）春之发陈：桂枝、清酒、生姜。

4. 借春之发陈之力，卫之温煦宣通之力，重剂填土之专精，滋液润燥生津养筋濡骨，达津液生，气血化，营卫和。

5. 戊戌年因液枯、津少、血亏、气虚、骨焦、筋伤，阳明邪热较炙甘草汤明显，表现为多汗、皮肤痒疹、睡眠障碍、神魂不定等在上在外邪热盛，故原方去麻子仁、阿胶加生石膏、升麻、五味子，一方面石膏、五味子加强肺之化源，一方面借升麻升散至阴土中之伏火并可升清阳至髓海。若元阳无法启动，阳不生阴化阴，或有水寒龙火飞之病机线路，加熟附子 15 ～ 30g。

6. 按身之架构及其多维空间气之升降出入，此方已具托透之功。明白历代医家因天地、生命规律，并在临证时手中之术契合天地规律，在其生存年代参悟天人一体，创立了每个人的学说。中医先贤居功甚伟！

明医堂炙甘草汤方药组成：炙甘草 60g，人参 30g，桂枝 45g，麦冬 60g，生地黄 250g，大枣 30 枚，生姜 45，生石膏 15 ～ 30g，升麻 30g，五味子 30g，熟附子 30g。

用法：一剂药分三到五天服，每次 50 ～ 100mL。液涸甚可一天一剂，不宜超过三天。

7. 仲圣服药法极为严谨，各有道理，临床时结合患者的具体情况应灵活给予不同的服法。明医堂已总结出得效减半，或同等剂量分多日，或日分多次。不可随意照搬或一成不变。

二、典型病例

蒋某，女，38 岁，回纹型风湿性关节炎。

就诊时间：2018 年 10 月 25 日。

主诉：关节疼痛 3 年余，加重 3 个月。

现病史：患者于 3 年前无明显诱因出现双下肢膝关节红肿热痛，夜间疼痛明显，影响睡眠。每隔 3 ～ 6 月发作一次，每次持续 3 ～ 5

天。在当地医院诊断为"风湿性关节炎"。后予理疗、放血、止痛药等治疗后好转。近3月来疼痛逐渐加重,发作频繁,1周1次,持续3天,而且部位增多到四肢大、小关节,疼痛呈游走性,现为进一步治疗来我科就诊。

现四肢关节阵发性疼痛,夜间为主,影响睡眠。发作与天气、饮食无关。2018年4月11日当地医院测抗链"O":217(正常≤200);抗核抗体:(+);类风湿因子:正常范围;怕冷,四末为主;怕风,自觉四肢关节冒冷气;纳眠可;大便日1解,成形,顺畅;小便可。Lmp:12/10,经量较少,排卵正常。G2P1A1,未避孕且未孕4年余。舌淡红,苔中根黄白腻,水滑;脉搏指。

处方:明医堂炙甘草汤。

炙甘草60g,人参30g,桂枝45g,麦冬60g,生地黄250g,生石膏30g,蒸附片30g,防己30g,五味子10g,姜炭30g,大枣30枚,乌梅15g,山茱萸10g,炒僵蚕15g。

5剂。用法:每6日1剂,每剂加2000mL水,一直文火煮2小时,煮取300mL,分6日,每日1次服用。

逐症分析,由博返约:

1. 患者无明显诱因出现四肢关节红肿热痛,经放血等治疗有效但反复说明血分深伏邪热,同时体内存在形成此邪热的源头,此热除了伤血必耗损液津精。

2. 但之后复发,与天气等无关,夜间发作较多,患者四肢关节怕风、怕冷,自觉四肢关节冒冷气,结合舌淡红、苔中根黄白腻、水滑,说明由病机线路1而导致了患者存在脉外卫气失于"温分肉、充皮肤、肥腠理、司开合"的虚寒证。

3. 结合病机线路1+2,月经量较少,抗链"O"217(正常≤200),抗核抗体(+),脉搏指,均提示先天元气不足为本,厥阴下陷后热化至阳明界面,从而煎熬肾水,出现脉内外液、津、血化生不足。

4."回纹"是形容病症快速出现和消失又多反复的特点，每次发作或一个关节，或多个关节，疼痛明显，持续数小时至数天，可见红、肿、热、痛，间歇期内无任何症状。发作无规律性。此特点说明在里在内在深之厥阴阳明界面深伏风寒火之邪，发作时的红肿热痛属阳明经邪热。

故使用明医堂炙甘草汤。方中生石膏、麦冬、人参、炙甘草乃竹叶石膏汤之化裁，对治阳明伏热；大剂生地黄壮水镇阳、增强阳明本体之液、津、血，加强阳明多气多血之功能；桂枝在加强液、津、血化生的同时促进春之发陈、夏之蕃秀；使用防己，合原方中桂枝、石膏、人参乃木防己汤，疏导肺胸膺膈阳明通路，加强肺之化源之力；乌梅、僵蚕可深入至体内所有脂膜分肉之中，转化火热邪气；四逆汤益元气；五味子、山茱萸针对不明之君火、木生火太过之邪火，同时配合炙甘草、五味子达酸甘化阴以增强元气。

就诊时间：2018 年 11 月 29 日。

服药后半月关节疼痛明显缓解，程度和持续时间减轻50%以上，发作频率、局部红肿热痛减轻30%；怕风、怕冷好转；1周前咳嗽、咳痰、咽痛、头痛，无发热，服用消炎药痊愈；纳眠可，二便可同前。Lmp：15/11，月经量少同前。舌淡，苔根部白腻绿浊，脉沉。

处方：炙甘草60g，人参30g，桂枝45g，麦冬60g，生地黄300g，生石膏30g，蒸附片30g，防己30g，五味子10g，姜炭30g，大枣30枚，乌梅30g，山茱萸10g，炒僵蚕30g，生半夏30g，甘草30g。

5剂。用法：每6日1剂，每剂加2000mL水，一直文火煮2小时，煮取300mL，分6日，每日1次服用。

逐症分析，由博返约：

1.患者服药后关节疼痛程度、持续时间、发作频率、局部红肿热痛均明显减轻，怕风、怕冷好转，说明药证相合，阳明伏热得到部分转化归位，元气得到增强。

2.药后出现咳嗽、咳痰、咽痛、头痛，说明体内存在土虚内生邪热、肺气不降病机线路。脉沉说明三阴虚寒本象，舌淡，苔根白腻绿浊，提示厥阴界面深伏邪热，依"厥阴阖开太阳"，患者伏邪之出路为肺阳明，故守方，生地黄、乌梅加量。并加用生甘草、生半夏。

患者于2018年12月27日复诊，主症消失，守上思路，善后调理。

参悟解利方

一、个人参悟过程记录

1. 对治髓血津液之虚而内生之邪火及与营气谐和之卫气。

2. 可理解为脉内燥、涸、枯则生热，涉及少阴肾水、厥阴肝体阴血不足、在上心肺邪火扰神烁金；脉外卫气失调不用，因卫属阳，故常常表现为不同层次的虚寒之证。

3. 清金润燥以生水（肺肾），滋液生津以生血（借中土、中焦），达生髓、养骨、润筋、实肉、充肤、泽毛之功。

全方通过化生之力恢复阳明多气多血，因肺为脏之长、水之上源、朝百脉，属阳明，主一身之气，故既可对治现有邪火又可截断邪火之源，一旦肺热叶焦之势扭转，余四脏之痿不治而治。立足《内经》营卫认识，对治的是髓少血虚津枯液涸，实则体现了卫气和则分肉解利，皮肤调柔，腠理致密之功。营卫阴阳乃一气之周流。临床杂病往往风痹痿厥发生在一人身上，《内经》之至理可有效指导临床。

解利方组成：熟地黄 10g，生地黄 10g，桑白皮 10g，地骨皮 10g，牡丹皮 10g，乌梅 5g，僵蚕 5g，化橘红 5g，枳实 5g。

方解如下：

生地黄、熟地黄借所禀天之气地之味补土之专精，合乌梅可发挥土伏火、土载木双重功效，从而增强地下水及水之源，此二者的增强自然可促进阳明之本体——液津血的化生。桑白皮、地骨皮降泄肺气，

参悟解利方

025

清肺中虚实兼俱之邪热。橘红、枳实开胸膺膈之阳明痰气壅阻之气结，从而增强阳明主阖功能。乌梅、僵蚕清解脂膜分肉间之火毒。地骨皮、牡丹皮清骨火及血分伏热。生地黄、牡丹皮共俱凉血之功，但牡丹皮辛苦凉重在清泄深层血分伏热，生地黄甘寒重在清解肌肉中血脉的邪热，后世总结为滋阴凉血。清胃散、青蒿鳖甲汤、金匮肾气丸中均有此二药。参悟丹栀逍遥散、大黄牡丹汤、桂枝茯苓丸、调胃汤、九味羌活汤、龙胆泻肝汤、导赤散，可将牡丹皮归为少阳界面，生地黄归为阳明界面。

二、典型病例

关某，女，35 岁，月经不规则。

就诊时间：2019 年 1 月 28 日。

主诉：月经稀少 2 年。

现病史：LMP：2018-9，PMP：2017-9，G1P1A0，2014 年 12 月顺产后母乳喂养 14 个月，之后减肥，三个月内体重减轻 15kg，产后月经于 2017 年 9 月复潮，至今仅来 2 次月经。辅助检查：2019 年 1 月 25 日本院超声检查示：①子宫大小正常，宫内膜厚 4mm；②双侧附件暂未见明显包块。刻诊：纳可，稍难入睡，二便调，汗可，怕冷，双脚冰凉，易上火表现为咽痛，易感冒，首发症状鼻塞，无明显口干口苦。舌淡红，苔薄白；脉细滑。

方药：解利方。

熟地黄 60g，生地黄 60g，桑白皮 10g，地骨皮 10g，牡丹皮 10g，乌梅 5g，炒僵蚕 5g，麸炒枳实 5g，化橘红 5g。

14 剂。用法：每 2 日 1 剂，每剂加 1000mL 水，一直文火煮 1 小时，煮取 120mL，分 2 日，每日 1 次服。

逐症分析，由博返约：

1. 产后减肥，三个月体重减 15kg，属三阴本气不足，冲任气血内匮、化生乏源。

2. 月经 2 年来稀少，舌淡红、脉细滑，为土之化生不足，结合病机线路 1，土中必寒热虚实夹杂。

3. 怕冷，双脚冰凉，易感冒，属卫气不用。

4. 易上火，表现为咽痛属土不伏火。

综上，故选用解利方，对治液津血之虚，借助肺之化源达卫气和则分肉解利，皮肤调柔，腠理致密之功。生地黄、熟地黄补土之专精及加强阳明本体之液津血髓精，桑白皮泻肺，地骨皮、牡丹皮清骨火（多气多血阳明内伏之邪热），乌梅、僵蚕清脂膜分肉间之火热毒邪，橘红、枳实开通阳明局部之道路。

就诊时间：2019 年 5 月 6 日。

药后月经来潮，LMP：10-17/4，PMP：16-20/3，量色如常，PPMP：2018 年。近日白带增多，5 月 3 日至 4 日阴道渗血，极少量；口干，可耐受酸奶；纳可；怕冷，四末凉同前；难入睡同前；二便调。舌暗，苔薄燥；脉细弱。

方药：逆气方去大黄加石膏。

生石膏 10g，茯苓 30g，泽泻 30g，盐牛膝 30g，蒸附片 10g，人参 30g，山药 60g，炙甘草 30g。

7 剂。用法：每 4 日 1 剂，每剂加 1000mL 水，一直文火煮 1.5 小时，煮取 200mL，分 4 日，每日 1 次服。

按：月经来潮，量色如常，说明元气已复，冲任气血充盈，得效故转为治三阴之本，因口干难入睡、苔燥属阳明经伏热，予逆气方，其中石膏易大黄。

参悟双解汤

一、个人参悟过程记录

方药组成：

白芍 30g，防风 10g，炙甘草 30g，酒大黄 5g，蝉蜕 30g，僵蚕 5g，桑白皮 5g。

天人合一，天人一体，天人相通。人之患病，起源于人之食色性、居处环境，天地常态风调雨顺，或寒热气候变化带来部分伤害性不大的天灾，但天地不会永常，一旦出现人类无法避免的戾气、疬气，便是《伤寒温疫条辨》杨栗山先生提到的"杂气"。杂气秽浊直接侵犯在里之血分，形成温病便是升降散之理。在目前的临床中该如何使用，总结为"郁热"为发温之源，"降泄疏散宣透"六字为治疗大法。如此无论伤寒温病抑或寒疫温疫甚则寒热夹杂之疫，只要医者能辨明正邪及病之缓急轻重，灵活运用八法对治。

双解汤立方思路：立足太阳太阴阳明肺胃大肠脾，太阳与阳明相表里，阳明与太阴相表里——酒大黄、防风；太阳与太阴同主开，肺既主表对应太阳又属太阴经，又属辛金对应阳明。在表风寒湿内陷一脏五腑至阴土，防风托透之，并能散上述之邪所化之火。阳明热之源头甲胆失降，土载木之法，芍药甘草汤，土中郁热——酒大黄、蝉蜕、僵蚕，僵蚕、桑白皮息风清热泻肺，增强水之上源之力。

二、典型病例

黄某，女，68岁，冠状动脉粥样硬化性心脏病。

就诊时间：2019年3月11日。

简要病史：冠状动脉粥样硬化性心脏病。服用（丁酉寒水方合熟地黄、石膏、乌梅）后胸闷及后脑勺、双太阳穴眩晕改善，偶尔发作，发作时间、程度均减轻；精神体力好转；怕冷好转；后背脂肪瘤酸痛减轻；双手小指第一关节酸痛减轻；左腹股沟以下，左小腿抽筋减轻。纳眠可，二便调。舌郁红，苔黄腻；脉略搏指。

处方：双解汤。

白芍30g，防风10g，炙甘草30g，酒大黄5g，蝉蜕30g，僵蚕5g，桑白皮5g。

14剂。用法：每2日1剂，每剂加700mL水，一直文火煮1小时，煮取100mL，分2日，每日1次服。

逐症分析，由博返约：

1.根据上诊用药通过降甲胆、阖阳明、加强阳根，患者诸症改善，说明三种用药大法的有效性。

2.结合舌郁红、苔黄腻，脉略搏指以及己亥年年运，本诊使用双解汤首选病机线路1中芍药甘草汤降甲胆，酒大黄、蝉蜕、僵蚕为升降散配伍三药，对治郁热；防风、酒大黄为防风通圣散之一组对药，除了火郁发之，防风托透在表之风湿寒内陷太阴至阴土形成的伏邪。因气郁必化热，故有医家认为防风有散太阴伏火之功。僵蚕、桑白皮泻肺清热息风，肺气之降增强，壅阻于上焦（心、心包、三焦）之邪热自行降散宣透。立足治疗伏热之源薮，精津液血的化生必因邪去而增强。

就诊时间：2019 年 6 月 10 日。

药后后脑勺晕，双太阳穴晕发作频率减少 80%，胸闷基本消失；精神体力改善；双眼发蒙减轻；怕冷好转；后背脂肪瘤酸痛消失；双手小指第一关节酸痛减轻；左腹股沟以下及左小腿抽筋偶发作；纳眠可，二便调。舌淡红，苔根白黄腻；脉细滑。

处方：白芍 30g，防风 10g，炙甘草 30g，酒大黄 5g，蝉蜕 30g，僵蚕 5g，桑白皮 5g，枳实 5g，化橘红 5g。

14 剂。用法：每 2 日 1 剂，每剂加 700mL 水，一直文火煮 1 小时，煮取 100mL，分 2 日，每日 1 次服。

按：药后主症及舌脉均改善，说明阳明失降是此患者的主要病机，依据前两诊取效之理，目蒙头晕、下肢抽筋说明阳明主阖功能欠佳，肺之化源不足，故加用枳实、化橘红打开肺、胸、膺、膈、肋痰气阻滞之道路，加强元气。

参悟亢龙方

一、个人参悟过程记录

1. 冬不藏精源于天地一气表现为土气不足，土不伏火，火邪太盛。

2. 肺为水之上源，匮乏则肾水不足，致水不涵木，木生火太过为火。

上两点为人体患温病之根本因素。

3. 凡人因劳倦内伤、饮食不调、情志失畅导致身体中气（土）受损，因天地间土虚土失伏火，人体依"同气相求"之理，受损的土气发生热化、火化；因肺兼俱土金二德，主一身之气，肺气失降，首先发生燥化、热化、火化为主，同时必出现相对不典型的寒化。此为临床关键，也是《伤寒论》第29条芍药甘草汤合甘草干姜汤之理。

结合此两点，戊戌冬温首选治法为清降宣散肺热，石膏为首选药物，与《伤寒论》麻杏甘石汤、大青龙汤、越婢汤，喻嘉言之清燥救肺汤用石膏同理。

4. 病人患此温病后因肾水乏源，坎中元气阴阳俱不足，厥阴风木疏泄太过及中化太过均为火热之邪，土不伏火亦为火邪，依一日"厥阴阖、开太阳"之天地规律，临床常表现为离位相火，故选乌梅；而益土之虚又可同时对治寒热二邪故用生甘草和炙甘草；如此石膏、乌梅、生甘草、炙甘草可达益土伏火、益土载木、加强厥阴阳明主阖功能。

5. 因为温病的特点为汗出热不退或汗出热降，但不会出现明显的

"汗出、热退、脉静、身凉"之效，此时必存在少阳枢机不利的邪火，故用小柴胡汤同时枢转阴阳之枢而非只是三阳之枢，在对治太阳、阳明两个界面病证的同时也对治了部分太阴、厥阴界面的疾病。

6. 依据《伤寒论》第184条"阳明居中属土也，万物所归，无所复传"之理，此种温邪深伏阳明界面产生的秽毒邪火必向上熏蒸，临床常表现为面、口、鼻、耳、眼火热之症；若停留于一脏五腑之至阴土中，必出现大便黏滞、味臭，尿黄，尿热，严重时大便干硬如羊矢状。此时需用杨栗山先生之"升降散"。

7. 用上述方法对治天地间之温邪，人体内火热秽毒之邪，但因坎中元气不足，此种枢转清解之法在上述温邪逐步减缓过程中，若患者出现热渐降，精神渐复，二便畅，纳眠可，但恶风甚至恶寒，此时已非表证而是对应"救里之四逆汤"，因土中燥热秽毒邪重，四逆汤去干姜，炙甘草至少为附子的2倍，借助"火生土、土伏火"增强元气而无助邪热之弊，同时可截断因人身本气不足（坎卦；元阳不足致少阴寒，部分人可同时出现三阴寒）而致患温之源。

亢龙方组成：

柴胡60g，黄芩30g，生半夏30g（打），人参30g，大枣7枚，炙甘草45g，桂枝30g，赤白芍各30g，乌梅30g，熟附子15g，甘草30g，生石膏120g，生姜30g。

二、典型病例

郭某，男，55岁，过敏性皮炎。

就诊时间：2019年1月21日。

主诉：反复发作皮疹5年。

现病史：患者于5年前无明显诱因出现全身皮疹、皮肤增厚、瘙痒异常难以忍受，曾在我院多次住院治疗，时有反复，程度较轻，中西医结合治疗症消。上次中药治疗为2018年8月，药后诸症消失。1个月前无明显诱因在腰部、腹部、右侧大腿外侧部出现皮疹，高出皮面，色红，划痕征阳性，无皮屑、无渗液。头皮痒甚，搔抓后脱屑。大便干结，近1周来1～2日一解，排便时自觉气不足，不顺畅，昨日服番泻叶助排便。舌淡暗，舌中根黄厚腻，中有深裂纹，脉实。

方药：亢龙方加味。

北柴胡60g，黄芩30g，生半夏30g，大枣7枚，炙甘草90g，甘草60g，桂枝30g，赤芍90g，白芍90g，人参30g，蒸附片30g，乌梅30g，僵蚕30g，生地黄120g，生石膏120g，生姜30g。

1剂。用法：每3日1剂，每剂加水2000mL，一直文火煮3小时，煮取600mL，分3日，每日2次服。

逐症分析，由博返约：

1. 患者反复发作皮炎5年，中西药联合治疗后明显好转，近一个月来腰部、腹部、右侧大腿外侧出现皮疹，高出皮面，色红，划痕征阳性，结合舌中根黄厚腻、中有深裂纹、脉实及发病时间天地一气火邪炽盛，考虑属体内深伏邪火，同气相求之理而出现上症。

2. 舌中有深裂纹、大便干结、排便时气不足，属阳明本体液津血匮乏，壮火食气，故亢龙方加重剂生地黄，配方中桂枝、附子，既可益阴清热又可发挥春之发陈、夏之蕃秀之力。小柴胡汤同时枢转阴阳之枢，在对治太阳、阳明两个界面病证的同时也对治了部分太阴、厥阴证。石膏、乌梅、生甘草、炙甘草可达益土伏火、益土载木同时加强厥阴、阳明主阖功能。因土中的热火秽毒邪重，四逆汤去干姜，炙甘草为蒸附片的3倍，借助火生土，土伏火增强元气而无助邪热之弊，同时可截断病势。

就诊时间: 2019年1月24日。

全身皮疹较前好转80%，范围较前明显缩小，增厚的皮肤变薄，痒感减轻，大便转通畅，成形软便，舌淡暗，齿痕，边尖红，苔灰白腻润，脉实转沉。

处方:

北柴胡60g，黄芩30g，生半夏30g，大枣7枚，炙甘草90g，甘草60g，桂枝30g，赤芍90g，白芍90g，人参30g，蒸附片30g，乌梅30g，僵蚕30g，生地黄120g，生石膏120g，麻黄根5g，细辛5g，酒大黄30g，猪苓10g。

2剂。用法: 每3日1剂，每剂加水2000mL，一直文火煮3小时，煮取600mL，分3日，每日2次服。

按: 患者药后主症好转80%，同时大便转通畅，舌转淡，舌苔转灰白腻润，脉转沉，说明对治并截断了大部分火毒之邪。因药证相合，故此诊守上方，加用猪苓、麻黄根组药，疏通在表肤肌到在里居中主土阳明之间的腠理。加酒大黄合僵蚕，乃升降散去蝉蜕、姜黄，降泄疏散宣透土中郁火毒邪；加细辛合大黄、附子乃大黄附子细辛汤的变通，开六合加强全身腠理的疏通，给邪以出路。

参悟阴阳毒及营血火毒方

一、个人参悟过程记录

1.阴阳毒指热毒的阴阳二证。

（1）虽分阴阳，均为热毒致病，皆当解毒活血。一表现为厥阴体不足火邪耗血灼髓，风夹内蒸之火邪内窜上扰，肝为藏血之脏，养血益髓补肝体自可息风退蒸、散疢癖消癥瘕——当归、鳖甲对药。二表现为土不足，火毒郁伏，生甘草、升麻对药；故共用药为升麻、鳖甲、当归、甘草。

（2）阳毒用雄黄、蜀椒对治，邪火之毒源于厥少阴为主太阴为辅的寒极热化变证；阴毒虽亦为热毒所致，但其源头以太阴虚而生热化火。

（3）厥阴阳微寒盛并发生中化为火成毒、太阴土气不足失于伏火是生成火毒之邪最常见之规律。因厥阴对应初之气，利于速散，故用雄黄、蜀椒辛散之力以引诸药透邪外出。而阴毒甘草、升麻足矣，故去雄黄、蜀椒。

（4）临床体会此证亦可为外感疫毒，血分被侵所致。《金匮要略心典》云："毒者，邪气蕴结不解之谓。"故用升麻鳖甲汤辛温升散之品，以发其蕴蓄不解之邪；配伍甘润咸寒之味，可安其邪气所扰之阴。如此组合，可使邪除毒解，结散病愈。

2.升麻对治一脏五腑至阴土中郁火之毒。

3.鳖甲、当归针对血分，血分表现为血少、血虚、血寒、血热、血凝、血枯、血实。鳖甲益髓退蒸攻坚，善能攻坚又不损气，阴阳上下，有痞滞不除者，皆可用之。

4. 阳毒反用雄黄、蜀椒，结合配有蜀椒常用二方，乌梅丸、己椒苈黄丸，推断此阳毒之火源于厥少阴寒极热化证。与1.2、1.3参悟同理。

5. 阴毒虽热化，势轻，但难以速消，推断其火源于土中太阴寒。用鳖甲、当归、升麻、甘草即可。

6. 若病机介于上述二者之间，即是明医堂的升麻鳖甲变通方，血分伏火盛，加牡丹皮；因阴血虚及出现骨火，再加地骨皮；太阴内伏寒湿久则炼为无形有形之伏痰，加干姜、生牡蛎；阳明邪热与太阴土湿同时存在，首加花椒，次考虑利用少阳枢恢复二者功能则加柴胡。

7. 血分对应血少、血虚、血寒、血热、血凝、血枯、血实，与阳明多气多血功能无法发挥、气血被邪火所伤出现壮火食气相关，同时与真阴损伤不足亦相关。犹如地下能源不足即生生之源真阴不足，其上方之地脉水少水枯即脉内营血之不足。若两者均为目前的主要矛盾，而且互为影响。典型表现：纳极佳、便稀黏、次数多，皮肤油腻或头部脂溢性皮炎，脱发、白发，多梦，精神尚可，膝酸痛等，需考虑：①清胃散配伍，胃阳已表现为胃之邪火，不必顾虑寒药使用；②借助土之专精收敛相火，增强元气，熟地黄、乌梅组药。此乃营血火毒方之理，方中有乌梅丸中乌梅、当归、花椒、干姜、黄连五药配伍之理。如此同样加强了阳明厥阴主阖功能。故阴阳毒不是单纯的疫病，毒之理解如前契合临床。

营血火毒方组成：醋鳖甲30g，当归10g，升麻10g，牡丹皮10g，甘草15g，熟地黄30g，生牡蛎30g，五味子5g，乌梅5g，黄连3g，生地黄15g。

二、典型病例

邱某，43岁，男，肺部感染。

就诊时间：2018 年 3 月 15 日。

主诉：反复易感冒 5 月。

现病史：患者 5 个月前在新装修办公室（测甲醛超标 3 倍）工作后出现肺炎，腋下淋巴结肿大疼痛，于外院住院治疗，好转出院后开始出现易感冒，每月 1 次，发作时先鼻塞、流黄脓涕，双腋下淋巴结肿大疼痛，继而出现咳嗽。今年 1 月开始出现痰中带血丝。咳嗽则双腋下疼痛缓解，其中第五次感冒咳嗽（1 月 20 日），用天灸贴、石斛、灵芝孢子粉咳止，平素感冒前咽部痰多。

辅助检查：2018 年 2 月 23 日我院 CT 复查：①右肺下叶外基底段及左肺下叶内前基底段炎症，较前明显吸收；②双肺多发结节，考虑炎性结节，较前减少缩小；③纵隔内及双侧腋窝多发淋巴结；④双侧胸膜局限性增厚。

既往史：右侧胸膜炎病史；2006 年 IgA 肾病病史。

刻诊：纳可，能耐受凉性食物，食辛辣食物则有眼涩感；怕冷、汗少；眠可，眠中醒则觉口干、心慌；大便日 1 解，成形顺畅。舌暗，苔中根黄腻致密；脉细沉。

处方：营血火毒方原方原量。

方药：醋鳖甲 30g，当归 10g，广升麻 10g，甘草 15g，牡丹皮 10g，熟地黄 30g，生牡蛎 30g，醋五味子 5g，乌梅 5g，黄连 3g，生地黄 15g。

7 剂。用法：日 1 剂，每剂加水 1000mL，文火煮 1.5 小时，煮取 90mL，分 1 日，每日 1 次服。

逐症分析，由博返约：

1. 患者 5 个月前出现肺炎、腋窝下淋巴结肿大疼痛，病因明确，属邪毒直中。

2. 易感冒，发作时先鼻塞、流黄脓涕、双腋下疼痛，继而出现咳嗽，渐发展痰中带血丝，以及右侧胸壁隐痛，咽中痰多，属正气不支，内伏郁热毒邪渐伤及血分，灼伤肺络，脉外卫气失用，同时说明厥阴易发生中化太过之火。

3. 出现咳嗽则双腋下疼痛缓解说明手三阴经络中以无形之气结为主，借助咳嗽肺之宣肃局部结气可舒缓，说明阴血分不足，邪气内伏，肺阳明不降。

4. 1月20日感冒用天灸贴、石斛、灵芝孢子粉咳止，感冒前咽部痰多说明体质以阴分伏热为主，卫气失用为辅。

5. 怕冷、汗少，说明阴阳俱不足。

6. 眠中醒则觉口干、心慌，属于邪热内伏，伤津扰神。

7. 纳食可，能耐受凉食，辛辣食物则有眼涩感，说明土气内伏阳明燥热及土不伏火。

综上，邪气蕴结不解内伏营血分为主要矛盾。故予营血火毒方。

二诊：2018年3月22日。

服药后腋下淋巴结肿大、疼痛基本消失；上一诊自觉欲感冒，但服药后未发作；咽中痰多消失；服药期间有3天自觉吞咽时头顶百会附近头皮胀痛感；纳可，眠中易醒稍好转，醒后心慌消失，但仍有咽干口干；小便调，大便日1～2解，成形顺畅；右侧胸壁隐痛减少7成，但熬夜易诱发。舌淡，苔根部黄绿；脉细缓。

处方：防己10g，生石膏10g，人参10g，桂枝5g，赤芍10g，姜炭10g。

7剂。用法：日1剂，每剂加水600mL，文火煮1小时，煮取60mL，分1日，每日1次服。

按：服药后主症消失，感冒未作，说明营血分火热毒邪部分得以疏导转化，元气增强；夜间咽干口干、苔根部黄绿，说明土中阳明邪热、津液亏损同时存在；服药期间有3天自觉吞咽时头顶百会附近头皮胀痛感，说明阳明伏热，故此诊转为木防己汤，清解邪热，疏导局部气机，透邪达表。

参悟橘枳姜汤

一、个人参悟过程记录

1.橘枳姜汤原文：胸痹、胸中气塞、短气，茯苓杏仁甘草汤主之，橘枳姜汤亦主之。

此方属实证，界面为阳明。但阳明一词在人身上对应不同的部位，此方对应肺胸膺膈肋腹之阳明。足阳明之脉，起于胃口，下循腹里，下至气街中而合。

若为水邪上逆，胃气虚，肺气不降，水气壅阻在上述之阳明，茯苓杏仁甘草汤主之。

若为痰气郁闭，痞满成实，肺胃不降，打开此气结，宣通开泄必用味辛之药，橘枳姜汤主之。

2.膈间支饮，其人喘满，心下痞坚，面色黧黑，其脉沉紧，得之数十日，医吐下之不愈，木防己汤主之。虚者即愈，实者三日复发，复发不愈者，宜木防己汤去石膏加茯苓芒硝汤主之。

参悟此条文的虚实用药变化，局部为水饮大实证无疑，但虚者、实者针对的是阳明界面热化之经腑证。

方药配伍为桂枝（二两），防己（三两），人参（四两），石膏（鸡子大，约十两），防己利水并疏通经络中水热气结，桂枝、石膏同用，说明阳明经热之源乃厥阴下陷，欲清解阳明邪热必须同时对治源头。四两人参说明邪热已伤及气津，与脉沉紧相符。理解的难点乃"面色黧黑"一症，表面上与肾水上泛相符，细参悟实则为胸阳明失降，气火壅阻于内并熏蒸于面，气津耗损，经络被水热之气阻滞，故除了肾水上泛之机理，依刘完素湿火一体观，火邪更为重要，此乃石膏使用之理。

临证时凡现"水饮由于厥阴下陷蓄积于肺胸膺膈肋腹阳明并化热"之病机端倪，转为现代的小剂量，加用赤芍两倍于桂枝，打开南方血脉壅阻之热，对治心、肺、心包、三焦之邪火并可截断邪热源头之一。又因原方桂枝反映的病机为厥阴下陷为寒，手太阴肺经必会同时发生寒热之化，热化之对治方中已有石膏、赤芍，故加温益之姜炭而无助热之弊，同时又有温经止血之功。

实者指阳明经热进一步向里、向内、向深夹水饮逆上形成燥火腑实证，故去石膏加茯苓、芒硝。小柴胡汤加芒硝亦同理。

明医堂橘枳姜汤组成：

化橘红 50g，枳实 10g，熟地黄 60g，乌梅 10g。

二、典型病例

廖某，女，35 岁，浅表性胃炎。

就诊时间：2018 年 2 月 27 日。

主诉：反复腹胀 3 年，加重 1 年。

现病史：患者于 2015 年 3 月开始逐渐出现腹胀、恶心、咽喉异物感，2015 年 3 月 28 日在广东省第二人民医院胃镜诊断为浅表性胃炎（2 级），经中西医治疗后症状时重时轻。

2017 年 3 月，因某次午餐食肉过度后上述症状加重，伴左腹部牵扯痛感，开始出现不耐受肉食，至今以小米粥、番薯、玉米、流食为主食，可进食少量青菜、米饭，多则易腹胀，不耐肉食、肉汤，食则腹胀、腹鸣、喉咙异物感；不敢食水果、煎炸食物。

2018 年 2 月 10 日于南方医科大学中西医结合医院复查胃镜：慢

性浅表性胃炎伴糜烂。

刻诊：眠可；大便日1解，成形，顺畅，小便调；Lmp：2月1日～2月3日，量少，色暗，少量血块，无痛经，经期出汗，G2P0A2；舌淡暗红，苔黄腻；脉沉细。

处方：化橘红50g，麸炒枳实10g，熟地黄90g，乌梅10g，生姜25g。

1剂。用法：每5日1剂，每剂加水1000mL，一直文火煮1小时，煮取150mL，分5日，每日1次服用。

逐症分析，由博返约：

患者反复腹胀3年、食肉过度后症状加重，伴左腹部牵扯痛感，开始出现不耐肉食，属局部大虚大实；食则腹胀、腹鸣、喉咙异物感，不敢食水果、煎炸食物，结合慢性浅表性胃炎伴糜烂说明有形之器胃及肠肉气不足，犹如失去正常弹性，对应一脏五腑至阴土虚寒热夹杂，气阴、气阳皆不足；舌淡暗红，苔黄腻，脉沉细属土气不足，湿热内停；故予橘枳姜汤打开气滞之结，熟地黄、乌梅组药益土之专精，伏火，并利用酸甘化阴增强津液之化生。

就诊时间：2018年3月26日。

服药期间纳稍转佳，可进食少量肉汤，仍以青菜配小米粥为主；凌晨4～5点腹部牵扯痛较前明显减轻；大便日1解，羊矢状，偏干；食肉汤后肠鸣情况消失；眠转佳，入睡转快，眠转沉；停药后上述症状反复，后转服用雷贝拉唑、达喜、阿莫西林、奥硝唑后可进食米饭，食肉汤后易恶心；咽喉异物感较前明显减轻；大便转成形，转软，转畅，眠进一步转佳，凌晨4～5点腹部牵扯痛消失；但出现双眼干涩、视物模糊、盗汗。

现规律服用雷贝拉唑、达喜；眠稍差，可入睡，凌晨4～5点仍易出现腹部牵扯痛，影响睡眠；凌晨4～5点盗汗，左侧前胸后背为主，汗后怕冷；小便调，大便日1解，成形顺畅；Lmp：17/3-20/3，量可，色暗红，血块（++），痛经（-），经来时双腿发酸，盗汗加重，白带正常；舌暗淡，苔黄浊腻厚；脉细小滑。

处方：化橘红50g，麸炒枳实10g，熟地黄90g，乌梅10g，生姜25g，柴胡10g，生石膏10g，醋五味子5g。

7剂。每2日1剂，每剂加水1000mL，一直文火煮1小时，煮取120mL，分2日，每日2次服用。

按： 主症缓解说明药证相合，结合盗汗及舌脉变化说明阳明经内伏邪热，故此诊利用上诊方药之力加用柴胡枢转少阳以增强部分阳明主阖，太阴主开之功能，石膏、五味子和熟地黄为风云际会方，加强阖阳明，增强元气。

参悟温病的规律

一、个人参悟过程记录

温病规律一：

> 寒水之气肾膀胱，上下表里属太阳。
>
> 无汗有汗麻桂剂，柴胡葛根加越婢。
>
> 表热里寒易内陷，表虚里实不易辨。
>
> 层层相对属阴阳，至少三维不可忘。
>
> 伏邪时邪加疫邪，虚实夹杂分界面。
>
> 三阴三阳跨时空，不同角度不同点。
>
> 人顺客气和主气，天地人之一元气。
>
> 蓄水蓄血宿食便，痰瘀积滞秽浊毒。
>
> 仲圣承气抵当方，阴阳气血地桂草。
>
> 嘉言肺燥水上源，气血水脉络宣畅。
>
> 膜原腠理分肉分，经隧皮肉筋脉骨。
>
> 一点一面一整体，恶寒不忘营内火。
>
> 相保液津血髓精，居中主土阳明体。
>
> 时光隧道无限延，中气元气是一气。

温病规律二：

阳明燥热成热点，本体液津血不足，首归中央胃戊土，立足五脏为根本，健运太阴治燥热。

另一阳明西方肺，辛金相傅官主气，燥热熏蒸叶焦萎，交通不表毛脉病，神明之主亦牵连。

上焦大小腔缝隙，水饮痰湿瘀难化，包络三焦之相火，同气相求心与肺，上下内外现阳明。

温病规律三：

阳明深伏燥热火，三阴本气必耗损，本位本气虚寒湿，辛温燥烈药对治。

少阴元气用火土，火生土来土伏火，辛味润之致津液，通气六合腠理通。

气血精津液血髓，人身丹炉自化生，阴抱阳至归根处，截断伏热一条路。

温病规律四：

立足五脏为根本，西方辛金肺阳明，相傅华盖脏之长，叶焦成痿取阳明。

包络三焦与心肺，同居上焦俱热化，腠理溪谷现阳明，水饮痰湿瘀难化。

交通不表毛脉病，君主之官神明乱，上热下寒同出现，阳明不阖是关键。

参悟中正方

一、个人参悟过程记录

中正方组成：

蒸附片 30g，姜炭 30g，炙甘草 90g，人参 30g，山茱萸 30g，生龙骨 30g，生牡蛎 30g，活磁石 30g，生地黄 60g，猪苓 10g，麻黄根 5g，乌梅 10g，炒僵蚕 10g。

中正对应中气元气人之先后天两本。其中，先天元气为中气之根，即师父李可老中医所说的元气生中气。此方病机关钥为元阳不足生寒与中气里的阳明阳土邪热并津损、液涸、血少同时存在。欲温益元阳，不可助阳明阳土之热，也不可伤及阴分。欲清解阳明土中邪热又不可伤及太阴己土之气及阳根，故将师父破格救心汤去干姜，调整附子、甘草比例为1∶3，重在益土伏火增强中气、元气。而阳明土中邪热的对治利用李东垣调卫汤中"生地黄、猪苓、麻黄根"药组，生地黄旨在加强阳明本体液、津、血的化生。土中阴分不足阳明失降，规律之一出现水气逆上之热，故用猪苓对治。阳明邪热导致从肌层至184条"居中主土"之间所有的腠理不畅顺，而毛皮防御下降，故用麻黄根宣通之。除了腠理，此方还针对所有脂膜、分肉、肉分、溪谷中的火秽毒邪，故用乌梅、僵蚕二药对治。如此立足少阴元阳及阳明阳土扶益不足之元气中气，同时加强皮、肉、筋、脉、骨五体之相保功用，恢复戊癸化火、肾者胃之关也、元气生中气、中气滋养灌溉元气的功能。

二、典型病例

朱某，女，41岁，月经稀少。

就诊日期：2019年1月11日。

主诉：月经量少、周期不规则4年余，加重1年余。

现病史：患者4年前行人流术2次后，出现月经量少，只需护垫即可，周期不规则；月经期2～4天，月经周期20～120天，经色先暗黑后粉红；2017年上半年在我科调治后上症改善；2017年7月患"亚急性甲状腺炎"后上症加重。Lmp：2018年12月26日至2018年12月28日，Pmp：8-15至8-18；无痛经，无血块，白带减少；平素怕热、怕冷，冬天手脚冰凉；口干，晨起明显，欲温饮；偶有口腔溃疡；纳眠可，梦多；二便调；不易感冒；舌郁红，无苔；脉沉伏。

方药：中正方加桂枝赤芍。

处方：蒸附片30g，炙甘草90g，人参30g，山茱萸30g，生龙骨30g，生牡蛎30g，活磁石30g，生地黄60g，猪苓10g，麻黄根5g，桂枝10g，乌梅10g，炒僵蚕10g，赤芍30g。

14剂。用法：每2日1剂，每剂加1500mL水，一直文火煮3小时，煮取200mL，分2日，每日1次服。

逐症分析，由博返约：

1.患者人流术后出现月经量少，只需护垫即可，经色先暗黑后粉红，2017年患"亚急性甲状腺炎"后上述症状明显加重，白带减少，说明元气不足，肝肾乏源，冲任受损，同时土气不足，土不伏火，土中、冲任、血分深伏邪火，后天气血生化不力——破格去干姜加生地黄、乌梅、僵梅、桂芍使用指征。

2.平素怕冷、怕热，冬季手脚冰凉、无苔，说明阴阳俱损。

3.口干，晨起明显，偶有口腔溃疡，舌郁红、脉沉伏，考虑元气、土气俱虚，内伏燥热二邪；

4.综上病机线路，予明医堂中正方加桂枝、赤芍，方中平剂破格救心汤复元气，因阳明伏热去干姜，炙甘草用量三倍于附子加强土伏火之力，生地黄、猪苓、麻黄根加强阳明液、津、血的化生，同时疏通在表肌肤到在里阳明居中主土之间的腠理，僵梅对治脂膜分肉间的邪火秽毒之邪，桂枝、赤芍比例1:3，深入血分托透转化伏邪。

就诊时间：2019 年 3 月 22 日。

月经量较前增多一倍，色淡转鲜红，经期由 3 天转为 5 ～ 6 天，连续三月周期规则，Lmp：16-20/3，Pmp：18-22/2；2019 年 3 月 18 日（月经第三天）宁波市开发区中心医院 Fsh：11.73U/L；口干、怕热、怕冷较前改善；纳眠可，梦多同前；二便调；舌略红，苔少；脉和缓。

处方：蒸附片 15g，炙甘草 45g，人参 15g，山茱萸 15g，生龙骨 15g，生牡蛎 15g，活磁石 15g，生地黄 30g，猪苓 5g，麻黄根 5g，桂枝 5g，乌梅 5g，炒僵蚕 5g，赤芍 15g，甘草 15g。

14 剂。用法：每 2 日 1 剂，每剂加 1500mL 水，一直文火煮 2 小时，煮取 750mL，分 2 日，每日 1 次服。

按：药后月经量较前增多一倍、经色转红、月经周期复常，口干、怕热、怕冷较前改善，脉转和缓说明体内部分邪火得以转化，元气增强，后天化生之力好转，患者恢复与生俱来之圆运动，顺客气，和主气，舌略红、苔少说明土虚内有伏热，结合上诊取效之理，此诊原方减半加生甘草益土气、清热毒。

参悟年之所加对临床的影响

2013年至2019年临床所见复杂病机简述如下：

2013癸巳年下半年，临床即出现了中土之气内匮，土不伏火，下焦元阳虚衰，相火离位之证，拟出了冰火一炉方。

2014甲午年临床出现了较2013年火热证病机复杂的情形：一类为阳明邪火炽盛为主，三阴虚寒为辅；一类为下焦肾水不足，水不济火。拟出了逆气汤类方、引火汤类方。

2015乙未年以风火相煽证型为主，中土气虚，土不伏火，土不载木成为诸多疾病的共性，拟出了乙未甲胆风火方。

2016丙申年，明显的特点为人体正气不足，表现为后天的液、津、血、精化生不力，阴虚生内热，同时，厥阴风木之气下陷至一脏五腑至阴土中，形成了秽毒郁火，拟出了丙申顺天方、精津液方。

2017丁酉年，主要特征为中土气虚寒热内生，三焦气化不力，气行涩滞，致土中深伏湿热火秽毒，拟出了问天方、丁酉伏邪方、丁酉寒水方，病机较2016年更为杂乱。

2018戊戌年，主要特征为阳明伏热及阳明阳土内阴分不足，火秽毒邪因胃气失降逆上熏蒸心肺上焦。火毒与体内液津血精化生不足，成为互为影响的两大病机。拟出了再问天方、戊戌火毒方、戊戌温毒方、戊戌瘟毒方、营血火毒方，本年11月底用纯中药治愈一例小儿百日咳的患者。瘟邪已现，但无大的流行。

2019己亥年，尤为多见火极似水证型，总结出病机为阳明伏热、营热、血热、水气逆上之热、阴毒深伏土中，但根本原因依然是土气内匮。拟出了三问天方、己亥折郁方、己亥湿火一体方、宣降散、守正方。

从2017年到2019年连续三年拟出了问天方、再问天方、三问天方，均是针对天地一气流行的偏性对人体的伤害。

己亥年结合2016至2018年三年天地一气变化共性——降之不下，升之不前。可以折郁扶运，补弱全真，泻盛蠲余，令除斯苦。

温热疾病，首因津液受损，故邪热郁结是主要病机。病位首先涉及肺太阴阳明，若太阴本气不足，手足同经一气贯通，必肺脾同治，广之则需考虑一脏五腑之至阴，升降散、越鞠丸、双解散、柴平汤、血府逐瘀汤、龙胆泻肝汤、清瘀热汤、曲径通幽方、柴胡类方（春困、火毒、亢龙方等）、泻心汤、大青龙汤、越婢汤、四逆散等方。

水火一体致病，丁酉伏邪方灵活使用花药，合阳明气血分伏热首选明医堂木防己汤。

湿火一体致病，用己亥湿火一体方。寒少热盛去吴茱萸换生石膏。

火陷膜原、腠理、分肉、肉分、分腠之处，宜用柴胡枢转之力，涉及血分气之升降合牛膝、白芍则稳健，血虚肝体阴不足宜当归、赤芍，逍遥散方化裁。

透彻理解第184条阳明，并将阳明多气多血、阳明阖坎水足、肺为水之上源、液津气血与经脉营卫、五脏经隧知识点进行揉合，运用土伏火大法、甲己化土、酸甘化阴、辛甘化阳、通阳不在温而在利小便、养阴不在血而在汗与津，分清燥热火与阴分不足的层次，充分利用可利用本钱（元气），那么生甘草、炙甘草、生地黄、熟地黄的临床配伍及作用则可发挥生化化生之多米诺骨牌效应。

参悟金银丹方

一、个人参悟过程记录

金银丹组成：

防己 10g，生石膏 20g，人参 10g，桂枝 5g，赤芍 10g，姜炭 10g，当归 10g，白术 10g，桔梗 5g，泽泻 10g，黄芪 10g，生地黄 30g，甘草 30g，鸡蛋花 30g，皂角刺 10g，续断 10g。

1. 天地一气降之不下，升之不前，邪深伏土中（太阴阳明），寒热虚实夹杂。既易内生又易外感六邪，但以化热成毒为主要矛盾。依《素问·生气通天论》《灵枢·营卫生会》《灵枢·痈疽》之论，以及肺朝百脉、通调水道、外合皮毛，主一身之气、土金合德，立足血气营卫三焦与阳明、太阴、太阳多层次揉合论治。

2. 肺、心、心包、三焦必有邪热，总体属阳明失阖，燥火一家——木防己汤；一旦出现苔腻色黄，说明除了热邪尚有湿邪内伏，形成湿热实火伏于一脏五腑至阴土中并向上熏蒸——丁酉伏邪方对治水火之源。

3. 左右阴阳之道厥阴体阴不足疏泄太过，但其源头为阳明本体液津血枯涸——当归、生地、生甘草、人参。

4. 阳明多气多血，气血寒热同时存在，故常伴怕冷、怕风、多汗、怕热、夜尿多，属阳气不足，结合前三条病机线路此卫阳虚，对治之药为黄芪、白术、桂枝、续断，益气续血脉，气血并治。

故将木防己汤、丁酉伏邪方、十味神效散三方合一，土金并治命名为金银丹。木防己汤针对燥火之源，开肺、胸、膺、膈、肋阳明之通道，丁酉伏邪方针对水火之源，清散内伏之邪火，加强三焦气化；黄芪入一身五脏六腑四肢百骸，小剂使用同样对治元气不足，但犹如小荷才露尖尖角般加强人身少火生气之力，使沉寂的卫阳或卫气得以流动，达到卫气"温分肉、充皮肤、肥腠理、司开阖"之功，对应《内经》"寒邪客于经络之中则血泣，血泣则不通，不通则卫气归之，不得复反"及"营气不从陷于肉理"之异常血脉营卫内生之邪，故少火生气之力的加强必有托腐生肌之功。皂角刺性温味辛，功专消肿排脓，有开肉腠、破壅气之力。金银花集黄色与白色于一身对应土金合德之肺胃，可清散邪热、清解火毒，师父李可老中医提出银花乃疮家圣药。生地黄益阳明之本体，逐血痹；生甘草益土气清热解毒；续断益肝肾、续筋骨，配生地黄、五味子加强皮、肉、筋、脉、骨相保之功；鸡蛋花宣散三焦郁火。

二、典型病例

陈某，女，67 岁，咳嗽、睡眠障碍。

就诊时间：2019 年 4 月 18 日。

主诉：反复咳嗽 13 年，反复眠差 8 年。

现病史：患者 2006 年因咳嗽、背痛，在当地诊断为"肺结核"，服抗痨药治疗半年后时有零星咳嗽。2014 年广州市胸科医院诊断为"龟 - 脓肿复合群分枝杆菌"，服抗生素治疗好转。2019 年广州市胸科医院诊断为"肺非典型分枝杆菌病"，服药后咳嗽缓解，背痛几近消失。分别于 2014 年、2018 年、2019 年患肺炎 3 次。现夜间干咳，晨起痰多，质黏，中午咯黄脓痰。8 年前眠始差，服中药调理后会缓解。难入睡、眠浅易醒，醒后难再入睡。每晚睡 3 ～ 4 小时，心慌。大便调,小便频,白天7～8次,夜尿2～3次。无口干、口苦,汗出正常。怕冷、怕风。脚部受凉易疼痛。易上火,表现为咽痛。舌郁红,苔黄腻;脉疾不敛。

方药:金银丹原方原量。

处方:防己10g,生石膏10g,人参10g,桂枝5g,赤芍10g,姜炭10g,当归10g,白术10g,桔梗5g,泽泻10g,黄芪10g,金银花15g,木棉花15g,皂角刺10g,续断10g,生地黄15g,甘草15g。

4剂。用法:每2日1剂,每剂加1000mL,一直文火煮1小时,煮取120mL,分2日,每日1次服。

逐症分析,由博返约:

1.患者曾患肺结核、龟-脓肿复合群分枝杆菌、肺非典型分枝杆菌病,反复肺炎,属三阴本气不足,伏邪内停土中(太阴阳明),寒热虚实夹杂,既易内生又易外感六邪,热毒深伏。依《素问·生气通天论》《灵枢·营卫生会》《灵枢·痈疽》之论,以及肺朝百脉、通调水道、外合皮毛,主一身之气、土金合德,立足血气营卫三焦与阳明、太阴、太阳多层次揉合论治。

2.难入睡、眠浅易醒、醒后难再入睡、心慌、易上火表现为咽痛,结合三次肺炎病史说明肺、心、心包、三焦必内伏邪热,总体属阳明失阖,木防己汤对治;舌郁红,苔黄腻,说明除了热邪尚有湿邪内伏,形成湿热实火伏于阳明胃戊土中,向上熏蒸,丁西伏邪方对治。脉疾不敛,属厥阴体阴不足疏泄太过,但其源头为阳明本体液津血枯涸,当归、生地黄、生甘草、人参对治。

3.怕冷、怕风,脚受凉后疼痛,小便频,白天7～8次,夜尿2～3次,属阳气不足,结合前二条病机线路以卫阳虚为主,黄芪、白术、桂枝、续断对治。

就诊时间：2019 年 4 月 25 日。

晨起白天痰减少 1/2，夜间干咳减轻 1/3，中午躺下咯黄脓痰如前。眠转好，每晚睡 5 ～ 6 小时，昨夜一夜安睡，不需服安定片。今晨剑突上方轻微疼痛至现在，既往偶尔发作。心慌怕冷较前改善 1/2。大便由日 1 解转日 2 ～ 3 解，成形，质软，便后人觉舒适。小便频改善 1/2。舌郁红，苔黄白腻；脉疾不敛。

方药：金银丹。

处方：防己 10g，生石膏 10g，人参 10g，桂枝 5g，赤芍 10g，姜炭 10g，当归 10g，白术 10g，桔梗 5g，泽泻 10g，黄芪 10g，金银花 15g，鸡蛋花 30g，甘草 30g，续断 10g，生地黄 30g。

7 剂。用法：每 2 日 1 剂，每剂加水 1000mL，一直文火煮 1 小时，煮取 120mL，分 2 日，每日 1 次服。

按：药后白天痰减少，夜间干咳减轻，睡眠好转，心慌、小便频、怕冷改善，说明药证相合，元气部分增强，阳明本体的液津血及主阖功能部分恢复。中午躺下咳黄脓痰，舌暗淡，苔黄白腻，脉略搏指，土中伏火，说明土中阴分不足与伏热互为影响，并且这一病机线路是所见虚寒证之源头，故守方生地黄、甘草加量加强阳明多气多血、阳明本体生化化生，去木棉花改鸡蛋花宣散三焦郁火。

参悟河图生成数

河图生数、成数相合，每一个成数都附于生数，生数在内，成数在外。天地万物，生者在内而握机，成者在外而具体。形与气相对的两个范畴，河图内之生数为气，外之成数为形。天地万物均生于气而成于形。河图象万物之生机，为先天，为流行之气；洛书象万物之成，为后天，为分形。万物成形就产生不同的有形事物间的对待关系。

这个观点对应临床的三阴与三阳、脏与腑、元气与痰瘀水湿饮、气与形、神与形等内外有无相对待的认识，也是分清矛盾主次的关键。当然身之象溪谷沟壑、经隧脉络、表里内外、有无相生，回归一气是根本，起码少犯错。

北黄芪的用法：北芪，也叫黄芪。黄芪里面有一条一条的纤维，对应"少火生气"，也是"少阳之上，火气治之"。但是这个药用得不对，病人就会燥热，尤其是老年人和小孩。

1. 6g黄芪挑萌芽。目前临床用黄芪的最小剂量是6g，"小荷才露尖尖角方"就是生生不息汤加6g北黄芪，这个用法是当时有人去了西藏后产生高原反应，或者在一些大病之后身体非常虚弱，极度怕冷无力，在生生不息或者厚积薄发的基础上加小剂量的北黄芪，轻剂符合"上焦如羽，非轻不举"，实则升举"宗气"。

这个"宗气"就是"中医"的"中"的一部分，这样一挑，脾升，肝随之而升，肝脾一升，萌芽先起来。萌芽起来之后，病人变得有力气，此时就不能再吃了，就像煤气罐的煤气不够，升得太多就变成火了。

2. 10g黄芪周流元气，如发陈方、金银丹。18g北黄芪转中轴，升陷汤送服五苓散治疗中焦阻格，黄芪用 18g。水往低处流，中气这个轴转得很慢很吃力，没有斡旋之力，此时利用三焦缝隙之力所以只宜用轻剂。

3. 45g、30g 黄芪通水道。北黄芪 30g 是升降界限的量，可升可降，根据病人具体情况选用；基本上用到 30g 不会很热。45g 重在利水邪。但病人的表现可能是大小便都不通，这是临床难点。二便不通根源为气虚，黄芪 45g 斡旋中气能把水道的阻塞打开。"气道、水道、血道"，参悟用药犹如海陆空三军，麻黄、熟地黄、大黄此三黄也。

4. 60g 黄芪通气路，六腑以通为用的气路不通或通而不畅，如不全性肠梗阻、完全性肠梗阻，因为中气无力转动，如师父专辑记载有一例老年性肠梗阻，用量是 60g，此时也可以出现小便不通，但病机一样。

5. 120g 北黄芪定中轴、厚土气，120 是 4×5×6，洛书里面药量最大量。治疗先天性心脏病，120g 单味黄芪部分有效。45g 以上都是以降为主。在《气一元论与中医临床》一书中有详细解释。120g 就是人法地的量，法地说明能够定中轴、厚土气，相对而言不会翻土。

6. 大量北黄芪运大气、翻土，常用的药量是 250g 和 500g，《气一元论与中医临床》一书中有写。500g 就是整个天地的最大数，就是 100 乘以 5，即轴；主要用于大气失运、气不运血、六气绞结于土中这一病机对应的疾病，比如先天发育不良、Graves 眼病、癌症、蓝趾综合征、自闭症、多动症、小儿抽动秽语综合症、中风后遗症、女性不排卵、男性无精症等。

7. 一旦重剂北黄芪用至 500g，就是定海神针这种力，这种力翻出来的除了火，还有土本身对应的湿。先天元阳不足，加之土本身对应的是湿气，所以翻出来的很多是寒湿。这一类的方旨在用翻出的寒湿对治难以清解的火邪。这就是借力，借他力来解决问题。寒湿一出来火就潜藏下去了。另外常见药后撬动症结所在，翻出来什么气就需用相应的方法将其疏导归位，或判断出内伏邪气的界面性质提前用药给邪以出路，则失常的气机可快速恢复正常。

8. 250g 的量常用于治疗小儿五迟、五软之类以虚弱为主的疾病，没有太多火、热、燥症状的疾病，这就是三界方的道理。顺则成人，逆则成仙。所谓三界，就是想一点点逆回去，因为此类患者先天不足，出生时就带着这样不足的气，正常生长发育失常，只能够依靠后天有形的形体和现有虚弱的气，然后利用医者驾驭的药尽力来弥补其先天的不足以期增强之。

9. 广东有南黄芪，名五爪龙，用于一些肝肾冲任气血非常虚弱的人，不分男女老幼，寒也不行，热也不行，用黄芪会热，这种时候补气换南芪，气虚血瘀的可以配鸡血藤，五爪龙和鸡血藤是一组对药，临床多用于妇科、男科疾病。

参悟《伤寒论·辨阴阳易差后劳复病脉证并治》

第 392 条：伤寒，阴易之为病，其人身体重，少气，少腹里急，或引阴中拘挛，热上冲胸，头重不欲举，眼中生花（花，一作眵），膝胫拘急者，烧裈散主之。

参悟：秽毒所致升降乖乱，上下秽浊实邪充斥。现代无对应。

第 393 条：大病差后，劳复者，枳实栀子汤主之。

参悟：大病差后，对应三阴本气需修复，过食→复，与常规思维相反，不是三阴本位本气以虚寒为主，反而是气郁、气滞所致之证，故热证反是常规。因里虚在气虚、气郁、气滞形成的过程中是根本，故不可忽略秽、浊、瘀、痰之邪。这是邪气有无之间及程度的变化规律，如治水饮之真武汤与治痰饮之大小半夏汤。

针对此方芳化腐秽首选淡豆豉。透解无形郁热、邪热（阳明、膈上焦、肝胃心）——栀子。消滞气反助扶正——枳实。太阴虚滞同时存在，枳术丸之理，缪希雍之资生丸同理。若阳虚热滞则是温脾丸。

第 394 条：伤寒差以后，更发热，小柴胡汤主之。脉浮者，以汗解之；脉沉实（一作紧）者，以下解之。

参悟 1：伤寒差已后，更发热，小柴胡汤主之。此条用少阳之枢可对治阴阳二者之枢机失和来理解，便无惑也。明确邪为郁热，无论是太阳还是少阳、太阴、厥阴、少阴四个界面，少阳对应之火无法正常发挥少火生气之力时，寒热二象同时显现。依一日阴阳二气消长转化规律，坎卦中之一阳爻升发必经中土，也必依靠土载木之力，才是人身之气的阳升阴长过程，故小柴胡证一旦有上下、表里之气机变化，六个界面之证均可出现。在病差后，规律使然，元气不足，少火生气不力，出现发热首属小柴胡汤。若向阳明里发展则为大柴胡汤也。原文中脉浮者以汗解之麻黄汤证，脉沉实者以下解之，直接规律对应承气汤证。三证符合六气是一气的变现规律，且中医学之表里的相对性也完全得以体现。

参悟 2：有助于理解大小柴胡汤、小柴胡加芒硝汤、柴桂姜汤、柴胡加龙骨牡蛎汤、柴胡桂枝汤、（明医堂方之柴胡桂枝葛根汤、三阳大方、戊戌春困方、亢龙方、戊戌火毒方）均为此理，厥阴升发不力或不利下陷掉入土中形成寒热气结，即心腹肠胃中结气，涉及的太阳表虚、阳明里经腑证、太阴土寒热虚实易理解，究源头必是少阴包括阴阳两虚，深究本原必是元阳不足少阴寒。而微明方中、折郁方中用小剂柴胡与人参败毒散同理，将内陷郁伏之火（对应经脉手足少阳，手厥阴相火）转枢托透包括血分伏邪，重在透解。此为难点。第229、230 两条同理。

第 395 条：大病差后，从腰以下有水气者，牡蛎泽泻散主之。

参悟：学习知识点：水气除了采用利水以出，开肺、降肺是其中一条病机线路；浮阳在上在外导致里阳不足，水液气化不力，利用镇潜之力、并具咸寒之性的药物加强里阳以化气行水是第二条病机线路；水邪内停津液自然相对不足、生热化燥，故第三条线路对应阳明，此时借胸膺膈肋阳明之力对治首选栝楼根。伤寒体系中，牡蛎、栝楼根乃一组对药。伐肾浊清降相火——泽泻；利水下行、安虚阳内扰之烦——茯苓（理先天元气，水火二个通道实为一个）。猪苓色黑由表入里，通彻上下而利水——温病多用，利用水道的打开重在通阳，配生地黄阴阳并治，通阳即可除烦清热。

第 396 条：大病瘥后，喜唾，久不了了，胸上有寒，当以丸药温之，宜理中丸。

参悟：此条说明后天胃气的重要性。胸上有寒之源乃手足太阴虚寒，喜唾久不了了在大病恢复期依赖饮食及脾胃元气，故宜缓治用丸药。

第 397 条：伤寒解后，虚羸少气，气逆欲吐，竹叶石膏汤主之。

参悟：竹叶石膏汤理解为壮火食气，对应阳明。阳明多气多血功能下降，脉内外营卫、津液与阳明火燥二邪互为影响，即可理解此方配伍和对治之症。理解为阴虚之人化热、化火，非也。

第 398 条：病人脉已解，而日暮微烦，以病新差，人强与谷，脾胃气尚弱，不能消谷，故令微烦，损谷则愈。

参悟：日暮微烦对应阳明、少阳两个界面，同时脑中必须联系到气滞、瘀热、郁热三个病邪。如栀子类方、四逆散、桂赤白芍、桃仁桂枝大黄等。

参悟十味神效散

1. 宗气积于胸中，出于喉咙，以贯心脉，而行呼吸，乃金火合德（气血、肺心），合德所化之气流行，依肺、心对应之部位可表现为太阳—肺—胸中（又可分为心包、三焦、心）。

2. 热则伤阴，寒则伤阳，寒热夹杂，阴阳俱损，肺为气主，心为脉主，脉乃血舍（府），肺又朝百脉，心肺血气和合一气运行——元气，根于肾主于心（水火），非独肺也。若立足元气已经在四维运行中，依肝左升肺右降则肺主气。故生命规律类似于多个程序同时运行。

3. 参悟十味神效方，黄芪、当归、续断三药从局部气血流动入手，实已达肉、脉、筋、皮四者相保之功，所谓"神效"乃制方者顾世澄对痈疽"初起、已成、已溃"之消、溃、敛病情判断、病势转化了然于胸，正如其言"使人间无破漏之危，更可免酿痈之患。况所备诸方悉俱，养正验邪，调卫和营，虽云小道，利济非轻"。此三药灵活配伍针对痈疽之半阴半阳病机可广泛应用于其他病证，若将风痹痿厥四篇用一线贯穿，三药之作用可理解为唤醒沉寂之血气，犹如沉睡的小狮得以苏醒，其力非堪比飞龙、雄狮，但对于此种病机却恰到好处。黄芪小剂之力不容小觑，虽只有小荷才露尖尖角之力，对于小儿、老人、青壮年之劳、损、虚三者，本气匮乏其所能恢复的少火生气之力正是此种态势。如今之一复诊生长发育缓慢的小儿，服用石膏、乌梅、白芍药、炙甘草、黄芪五味药半个月取得了扭转局面的疗效。

4. 己亥春夏，因风火相煽，治木首选土载木，次选水涵木，一旦矛盾集中于土中太阴阳明，祛邪之法应顺势向上向外清之、解之、散之，不宜向下向内敛之，故风药、花类药、升降宣泄肺之诸药，相机配伍，"神效"出矣。

5.凡物理皆有标本，甘草达先天坤卦土顺承天之功效解。

（1）参天地之化育，五运为本，六气为标。而五运之中，因河图中五用生数不用成数，生者在内而握机，四维生成数之差均为五，中对应土，无论先天乾阳强弱小大，坤之承顺之力强健与否决定了人身坎卦元气（本气）化生的阴阳气血津精液的强盛与否。因治病已在后天之后天，利用本气及草药之和气之偏，若能益先天坤土之力，化合之后首先可加强不足之坎卦元气，如生甘草、炙甘草、蒸附片犹如乾坤大挪移。之后再分析元气不足发生的六气乖乱之病机线路，随证治之。

（2）身体（阴阳）之标本：五脏为本，六腑为标，五脏主里，六腑主外，相对而言五脏主血，六腑主气。

（3）疾病标本

①初病为本，传病为标。

②元气为本，病气为标。

参悟续断

出气吸气都是气，

升降出入一呼吸，

哭笑悲喜一口气，

生活必须有出息。

续断苦辛温，苦养血脉，辛养皮毛，其气温和，善于行血，宣通百脉。行而不泄，补而不滞，行血和血。续有"三续"之义。续断入药很早，《神农本草经》中列之为"上品"，因为它能"续筋接骨"而得名。《别录》中又有"接骨"之称。曲池老人说："续有接续、嗣续、连续三义，诚为男妇之要药。"接续者，接续筋骨血脉也；嗣续者，保胎接代也；连续者，延年葆春之义也。所以，明代医家倪朱谟称颂续断："所断之血脉非此不续，所伤之筋骨非此不养，所滞之关节非此不利，所损之胎孕非此不安，久服常服，能益气力。故女科伤科取用恒多。"

参悟温湿郁火方

一、个人参悟过程记录

2020-05-29 参悟疠气、戾气、异气、乖戾之气

逐秽解毒是治疗的关键一步。

上焦：升而逐之；中焦：疏而逐之；下焦：决而逐之。

俗称温病有下不嫌早，乃因温病之邪由里出表，有的医家从阳明立论治方药。有的从少阳。杨栗山治温 15 方皆以升降散为基础方，容易理解。

在杂症中，因每年天地一气化合之坎卦不同，即客气规律，立足凡病皆为本气自病，以及彭子河图五行以土为中心论，在分析"年之所加，虚实之所起，气之盛衰"时，首先可找到的病机之源，利用土伏火思维不易犯错。因土对应太阴、阳明，又因三阴统于太阴，三阳统于阳明，可解决许多问题。这条医路金元四大家之亮点或出彩点，各自从不同角度阐释了自己的学术观点，若能融合并不矛盾，在临证时也许某一患者身上兼具四个医家的病机线路。

清阴分、营热、血热，共同的方药——白芍、生地、赤芍。

清阳明腑实热或气血分热——大黄。

一旦阴分受损，依肝藏血、脾统血、肝主疏泄，无源疏泄一旦陷入中土，此风火与燥湿夹杂，便会形成湿热、实火，此时气机必壅滞或郁滞，故疏壅开郁之思路就是香连丸、左金丸、四逆散、越鞠丸、柴平汤、龙胆泻肝汤、温胆汤、二妙、三妙、四妙、泻黄散等。

若为典型的湿热实火停留于中土，则可选用下方：

1. 柴胡，黄芩，太子参，金银花：利用枢机从土中透散火毒并兼具发陈之力。

2. 酒大黄，僵蚕，蝉蜕，皂角刺：降泄疏散宣透。

3. 滑石，甘草：分消湿热，或渗湿于热下。

4. 赤芍，白芍，生地黄：见上。

5. 太子参，甘草，皂角刺：土中托透。

6. 柴胡，僵蚕：熄风解毒散火。

温湿郁火方组成：

柴胡10g，黄芩10g，金银花15g，滑石15g，甘草15g，酒大黄10g，僵蚕10g，蝉蜕15g，赤芍15g，白芍15g，太子参15g，生地黄30g，皂刺10g。

阳明阳土阴分不足，热毒内生，生甘草、生地黄对治，太阴湿夹邪火形成郁热致阳明失阖，太阴土虚夹湿热，太阳主开失常，滑石、甘草对治。湿热形成，少阳枢机不利柴胡、黄芩对治；上述病机以及气有余便是火共同停留在太阴阳明中土的郁热——大黄、蝉蜕、僵蚕对治；少阳枢机不利，甲胆失降，发温之源——赤白芍药；发陈解毒清热——金银花；皂角刺透肌中伏邪。

二、典型病例

刘某，女，7岁，过敏性哮喘。

就诊时间：2019年6月27日。

病史：患儿反复咳嗽3年，加重3月。2018年9月在广州市儿童医院诊断为过敏性哮喘，于2019年1月起在我科室治疗。曾使用四逆散、丁酉伏邪方、再问天等方治疗，咳嗽仍有反复。2019年6月10日第十诊，因咳嗽、黄脓鼻涕给予鸡蛋花15g，柴胡10g，黄芩5g，射干 5g，酒大黄 5g，蝉蜕 10g，僵蚕 5g，滑石 10g，甘草 10g，太子参 10g。三剂，每日一剂。药后咳嗽消失，黄脓鼻涕如前。至 6 月 21 日再次出现咳嗽、夜间明显，痰色黄白、黏痰带泡沫，流涕增多，逐渐加重至今。大便干结、羊屎状，1～2 日一解。饮水多，咽痒，无痛，夜尿 1 次，纳可，无口苦，舌尖郁红，苔薄白，黏腻，脉细疾。

方药：温湿郁火方。

处方：柴胡 10g，黄芩 10g，金银花 10g，蝉蜕 15g，滑石 10g，甘草 10g，僵蚕 5g，白芍 10g，生地黄 30g，皂角刺 10g，酒大黄 5g。

3 剂，用法：每日 1 剂，每剂加 700 mL 水，大火煮开转小火煮 20 分钟，煮取 90mL，分 1 日，每日 3 次服。

逐症分析，由博返约：

1. 患儿过敏性哮喘病史、夜尿、多种食物过敏同前说明患儿三阴本气不足，阳明界面内伏邪热。服第十诊方药后咳嗽消失，说明体内深伏火、热、湿、燥之邪。

2. 现再次出现咳嗽、夜间明显，咯黄白黏痰、有泡沫；咽痒，流涕增多，逐渐加重；脉细疾，结合病机线路 1，属体内湿、热、风、寒、燥之气绞结。

3. 大便干结，羊屎状，1～2 日一解；饮水多；舌尖郁红，苔黏腻。属阳明本体液津血匮乏兼腑实热。

综上使用温湿郁火方，方中柴胡、黄芩借助少阳枢机枢转土中火毒；蝉蜕、僵蚕、酒大黄降泄疏散宣透土中郁热；甘草益土之气，清土中之热；金银花发内伏热毒之陈气，皂角刺透肌中伏邪，生地黄益阳明本体、逐血痹；白芍降甲胆。

就诊时间：2019 年 7 月 18 日。

药后咳嗽、痰、流涕均消失。纳佳、眠可同前。药后大便 1～2 日一解，质软、成形。舌郁红，体瘦，苔白腻。

方药：温湿郁火方。

处方：柴胡 10g，黄芩 10g，金银花 10g，蝉蜕 15g，滑石 10g，甘草 30g，僵蚕 5g，白芍 10g，生地黄 30g，皂角刺 10g，酒大黄 5g。

7 剂。用法：每 4 日 1 剂，每剂加 900 mL 水，大火煮开转小火煮 30 分钟，煮取 120mL，分 4 日，每日 1 次服。

按：三剂药后咳嗽消失，再发的咳嗽较前减轻，痰转白色，大便由干硬转质软说明药证相合。现大便干硬、舌郁红，体瘦，苔白腻。说明阳土中有深层内伏火邪。故此诊守上方加大甘草用量益土伏火解毒。

参悟"渴症"阴阳病机

一、个人参悟过程记录

1.《伤寒论》体系中"渴"用栝楼根，界面阳明，对治热化证，但较石膏经热证程度轻，病位不同。石膏阳明界面之渴常见蒸蒸而热，部位在"肌"，但病位可浅可深，一旦涉及表与"肺外合皮毛""三焦膀胱者，腠理毫毛其应"关系密切，如皮疹、斑块属免疫系统疾病的症状。只要存在石膏阳明经热证，即使三阴本气虚寒，临床亦需兼顾，此时标本同治，疗效更快。

2. 阳虚之渴，常伴肘膝以下冰凉，尤其四肢末端，加强元阳或三焦气化，水升火降，温法之宜。但只要出现渴、怕冷、喜凉饮，或可耐受凉饮，手掌热，或手指末端热胀，便不可断为单一的虚寒证，或者部分病人怕冷怕热，腋下汗多，手足心汗多，亦是阴阳俱损，临证须兼顾。

3. 土分阴阳，四逆汤元阳不足，土中寒冰或寒湿必重，即釜底火、釜中火不足均产生了阳虚生寒。同时土中又因燥气过盛，发生燥热火化之渴，此种情况元阳不足与土中阳邪须同时治疗，便可利用益土伏火法，如生甘草、炙甘草配附子，或灵活配伍石膏、附子、大黄、干姜等寒热对药。

参悟发陈方

一、个人参悟过程记录

发陈方组成：黄芪、金银花、鸡蛋花各 10g。

己亥立秋前后，湿热郁火化毒成实，三阴本气不足但以邪热、液津血匮乏相互影响为主，寒象归于三阴统于太阴，因火邪甚首选补土伏火之生甘草、炙甘草、人参，次选姜炭、白术、黄芪，此类药必借药味之酸甘、辛甘发挥化合作用而协调阴阳。阴分因阳明、脉、血、液、津、精概念的综合分析，首选生地黄，除了借上述药味发挥的作用外，阴分不足切记不能忘了水道不利的邪热，乃猪苓使用之理。射干之开肺指任何一部位之肺气不降所致邪毒壅阻、水之上源匮乏，故鳖甲煎丸用此不易理解，而射干麻黄汤易理解。一旦厥阴中气下陷之后以火湿温热为主，桂枝不宜但赤芍、白芍不可缺。若局部阳明深伏邪热，此时除了阳明界面的药外，小剂量柴胡或柴胡、黄芩、半夏发挥的少阳枢机之力正是帮助阳明主阖功能恢复的强大之力。

虚劳损人，黄芪、生地黄、甘草、人参扶正，即使发热、疖疮等热毒亦可用。

虚夹火湿热毒——"芪金蛋"（黄芪，金银花、鸡蛋花各 10g）也可随机选两种，0.1～0.5g 黄连灵活加用。

二、典型病例

周某，女，62岁，小肠间质瘤术后靶向治疗中、睡眠障碍病史。

就诊时间：2019 年 6 月 18 日（代诉）。

服 4 月 25 日金银丹配合安眠药，难入睡改善，醒后再入睡转快；讲话多则气不足；上半身怕冷，脚心发热，颈以上汗多；纳如前；二便调；舌脉未查。

方药：黄芪 10g，金银花 10g，鸡蛋花 10g

28 剂；用法：每日 1 剂，加 300 mL 水，大火煮开转文火煮 15 分钟，煮取 30 mL，1 次服。

按：1.患者小肠间质瘤术后靶向治疗中，提示三阴本气内匮，局部深伏风湿火瘀毒邪。

2.服用上诊金银丹后难入睡改善，醒后再入睡转快，提示部分燥热火毒转化归位清解，阴阳协调力增强。

3.讲话多则气不足，提示中气虚。

4.上半身怕冷，卫阳失于温煦，颈部以上汗多，属厥阴直升；脚心发热，总的对应乙木直升，甲木胆热下流，甲胆有失和降，为虚热。

故予发陈方以促生生之气，黄芪运气行血通行周身；金银花发内伏热毒之陈气；鸡蛋花宣散清解三焦湿热火邪。

就诊时间：2019 年 8 月 6 日（代诉）

服药后安眠药（劳拉西泮片）减半睡眠亦佳，脚心发热好转。易疲劳，上半身怕冷，颈部汗多同前。口干，思冷饮。纳食同前，二便调。

处方：黄芪 10g，金银花 10g，鸡蛋花 10g，菟丝子 30g，山茱萸 10g，盐知母 10g。

28 剂，用法：每日 1 剂，加 700 mL 水，大火煮开转文火煮 30 分钟，煮取 60mL，1 次服。

按：睡眠、脚心发热好转，提示药证相合；此诊易疲劳，上半身怕冷，汗多，属萌芽蓄健不力，风木直升，病机同上，口干思冷饮属阳明伏热，故守方加菟丝子、山茱萸、知母。

参悟资生方

一、个人参悟过程记录

资生方组成：黄芪 60g，生地 60g，甘草 30g，赤芍 30g，白芍 30g，蝉蜕 30g，当归 10g，猪苓 10g，酒大黄 10，乌梅 10g，僵蚕 10g，桑白皮 10g，桂枝 10g，人参 10g，生石膏 10g。

立方之旨：

1. 靠后天胃气——中气脾胃，即依赖土的生化运载功能，恢复患者不足之本气。不止限于三阴，尤其是阳明本体的增强可对治许多现代医学的疑难重病。参悟张元素之九味羌活汤。

2. 因土有四度，涉及太阴阳明，既然用"资生"二字，必是虚证为主发生的燥湿失济，寒热虚实夹杂。气血不足生寒——黄芪、当归；气虚生热——人参、甘草。

3. 重在阳明本体的参悟。

3.1　因阳明特点为多气多血，而阳明之上燥气治之。故燥气过盛最易出现津枯液涸。此时液津之功能对应胡希恕老先生讲的阳气，柔则养筋。故参悟出阳明本体至少为液津血——生地逐血痹之功缘于加强液津血的化生，阴分不足所生邪热伏于中土，水湿无法运化必有水邪逆上之热——猪苓。

3.2　若依《伤寒论》184 条所论阳明及彭子"如轴之中气"，则此中土阳明依"土能生万物"之理，包括了后天化生之液津血髓精五者。

4. 君药：黄芪，生地黄各 60g（一个甲子为 60，这个数对应之理，阅《气一元论与中医临床》一书相关内容。）

5. 土之四度失常，中焦如沤。

5.1 对应郁热——大黄、蝉蜕对药，"降泄疏散宣透"六字治法。注意蝉蜕可达至虚之地在临床的应用。

5.2 脂膜分肉溪谷等缝隙之火热秽毒——乌梅、僵蚕。

5.3 肌肉中孙络邪热充斥——营热血热——赤芍、白芍。但其源头之一为厥阴下陷——桂枝。

5.4 阳明经伏热，给邪热以"如气孔"之出路，并可达表开肺降肺以加强肺之化源之力——小量石膏（刘完素三孔一门一府观点）。

5.5 僵蚕升清阳解毒易引邪入阴分致肺气不畅，故加桑白皮既可泻肺避免虫类药之弊，又可加强肺之化源，同时通调水道可减轻心脏后负荷。

含当归六黄汤（黄芪、当归、生地黄、酒大黄）、当归补血汤、升降散（酒大黄、僵蚕、蝉蜕）、再问天方（石膏、人参、乌梅、生甘草）、桂枝、赤芍、白芍加大黄、调胃汤中黄芪生地对药、生地猪苓对药、僵蚕桑白皮对药、僵蚕乌梅对药、石膏乌梅对药、石膏人参对药、石膏大黄对药、当归生地白芍组药、桂枝赤芍白芍组药等。

若有"阴毒内伏"——升麻鳖甲汤。

若有火毒在浅层需发陈之力，内经之"治之以兰，除陈气也"——小量金银花。

二、典型病例

患者，女，49 岁。

就诊时间：2019 年 8 月 17 日。

简要病史及治疗分析：患者因右乳腺癌行手术切除，术后当天晚上 11 时出现发热，体温最高 38.8℃，无汗，伴烦躁、怕热，神疲，无食欲，留置导尿管，术后未解大便，舌淡红，苔偏少，脉数。当时考虑①术后发热机理为中气内匮，肉气不足，气虚生热，厥阴阳明同时失阖，无汗怕热既有阳明邪热又有汗之源不足之虚证。②术后伤口恢复重在运大气托腐生肌。③术后胃纳、二便的正常重在后天胃气而非先天肾气。④既然是癌症，体内必有火毒内伏。⑤苔少怕热不能忽略阳明本体的不足。故予资生方原方原量两剂，嘱煮取 300mL 少量多次频服。至下午 5 点体温降至 37.3℃，精神如转，食欲恢复，夜 21 点降至 36.7℃。

参悟血小板减少性紫癜典例

一、个人参悟过程记录

临床遇到一例原发性血小板减少性紫癜，特点为血小板与血红蛋白6年来总是一个升高一个必下降；另一特点为药食凡是补剂均无效。

治疗第一次突破用的是先天定坤汤，血小板可稳步回升。

第二次突破是生地黄、熟地黄重剂使用。

第三次突破：黄芪、生地黄、熟地黄、石膏、人参、乌梅、五味子方药。

逐症分析，由博返约

1. 血小板下降，此患者在12-24（100-300）×10^9/L之间，对应血分，西医丙种球蛋白冲击疗法、激素治疗均提示启动原动力☵的重要，如何能够找出患者圆运动障碍的病机线路、药效直达地下水阴中是治疗的根本。

2. Hb下降，疲乏、头晕、面色苍白、多汗等对应中气、萌芽同时下陷。

3. 血、髓的化生源于中焦、中气，一旦后天摄入无效，多气多血阳明壮火食气的病机便显现，依397条，阳明经伏热必存在，而且与肾水、液津、气血不足互为影响。

4. 如何健运中气，白术？人参？黄芪？尤其是黄芪、白术的分别，因五脏之虚与六腑之热同时存在，肝脾下陷并热化，寒热虚实同时存在，首选黄芪。白术的作用点在太阴己土，对应的邪气为湿。黄芪之特点运大气，包括元气、中气、宗气，重在气之流转包括流动，大的经隧、正经，也包括小的缝隙——即西医的毛细血管、微循环，中医名孙脉，用俗语缝隙易理解，故"黄芪、鸡蛋花、金银花"可发挥"起瘀"之功。

5. 当归六黄汤包括了有形之血、无形之气的寒热虚实夹杂。

6. 不用当归却能化生有形之血等阴精，重在利用药味及药量。无法把握药量匹配时用"人法地"之120这个数之理，可少犯错误。

7. 阳明本体及伏热，阳明与少阴，阳明与厥阴，阳明与太阴三者之间的规律必须清晰，主气规律，开阖枢、标本中正是上述规律可有效便捷指导临床的理论运用。

二、典型病例

叶某，女，35岁，免疫性血小板减少性紫癜。

就诊时间：2019年8月6日。

子宫肌瘤术后，8月3日复查血常规：PLT：22×10^9/L，HGB：115g/L；患病6年来血小板与血红蛋白一直不能同步提升，常常二者处于一高一的状态；药食补剂均无效；Lmp：24/7，量偏多；晨起胶黏状黄痰同前；关节畏寒、蚁行感好转；睡眠易醒，若凌晨2～3时醒后可再入睡，若凌晨5点醒则难再入睡；夜尿2～3次；大便调；口干明显，喜热饮，可解渴；无食欲、但食量如常；精神易疲劳；怕热，汗出少。舌淡，苔薄黄燥腻；脉沉。

处方：熟地黄120g，生地黄120g，黄芪120g，石膏60g，淡竹叶5g，五味子10g，乌梅30g，人参15g，5剂，用法：每2日1剂，每剂加水2000mL，一直文火煮2小时，煮取300mL，分2日，每日2次服。

逐症分析，由博返约：

1. 患者免疫性血小板减少性紫癜病史属元阴不足，阴阳俱损。依据《内经》"壅遏营气，令无所避，是谓脉"，及"中焦受气取汁，变化而赤，是谓血"，此患者太阴己土之气不足，脾失升清、散精、统血，同时患者紫癜反复也与肝藏血功能下降、疏泄太过密切相关。气不统血立足营卫认识，结合曾服用先天定坤汤取得部分效果，说明此患者除了气阳不足，尚存在水浅水不涵木、阳明本体化生不足与阳明伏热互为影响。

2. 晨起胶黏黄痰属土中伏热。

3. 关节蚁行感属气血不足、运行不利。

4. 眠差、怕热，属水不涵木，厥阴疏泄太过及阳明伏热。

5. 夜尿 2～3 次属元阳亏虚。

6. 口干，喜热饮，可解渴，食欲不佳属太阴己土之气不足。

7. 精神疲乏属元气不足、厥阴、中气下陷，结合病机线路 1+4，说明同时有阳明伏热的壮火食气。

8. 患病 6 年来血小板与血红蛋白一直不能同步提升，常常二者处于一高一低状态。药食补剂均无效。说明髓血的恢复重在化生，阳明伏热致阳明失阖。阳明阖才能增强元气，虽然不离后天中气，但免疫性血小板减少相对而言与先天关系更密切，故药物的作用如能利用后天益先天是治疗这一困境的上策。

综上，故选三黄（熟地黄、生地黄、黄芪）各 120g 益土之专精及气阴血、运气化瘀逐血痹，合乌梅、五味子化生液津血髓阴分以增强元气。石膏、淡竹叶、人参清解土中阳明之伏热并加强呵护气阴；乌梅阖厥阴，石膏、熟地黄、五味子风云际会方，借土金水相生以增强元气。

就诊时间：2019 年 8 月 22 日。

复查血常规：

	21/8	3/8	22/7
PLT	70	22	30（×10^9/L）
HGB	122	115	112（g/L）

Lmp：21/8，经量偏多，无痛经；

6 年来血小板与血红蛋白第一次同步提升。蚁行感消失；夜尿消失；口干缓解；食欲好转；睡眠好转，早醒同前；关节畏寒略改善；晨起黄胶粘痰同前。服药后右膝关节内侧出现瘀斑，渐渐减轻。服至第四剂出现感冒，流涕、咽痛，服中成药及紫苏叶水一次消失；自述既往出现此类状况后血小板上升；大便 2 日 1 解，干结，费力，便后舒适。舌暗郁胖，边有齿痕，苔薄白；脉细缓。

处方：熟地黄 120g，生地黄 150g，黄芪 150g，石膏 90g，淡竹叶 5g，五味子 15g，乌梅 30g，人参 15g，柴胡 10g，黄芩 10g，牡丹皮 10g，升麻 10g。

5 剂，用法：每 3 日 1 剂，每剂加水 2000mL，一直文火煮 2 小时，煮取 300mL，分 3 日，每日 2 次。

按：患者服药诸症好转，出现第一次血小板、血色素同步上升，说明通过前诊药证相合、坎水增强。服药后出现的紫癜、感冒等症状均快速缓解，血色素、血小板上升，说明体内深伏风寒火瘀热伏邪减少，正气增强。故此诊因势利导，生地黄、黄芪、石膏、五味子加量，并加用柴胡、黄芩对药枢转土中寒热火伏邪，同时少阳枢机有助阳明主阖太阳太阴主开功能的恢复，牡丹皮清血分之伏热，升麻升散土中郁火。

参悟小柴胡汤

一、个人参悟过程记录

1. 小柴胡汤作用的重点是针对东方甲乙木的"甲木"，也就是"甲胆"。我的师父李可老中医当年让我记住："一说胆前面一定要加个甲字"。甲胆木气的失常，源于"少阳为枢"的枢机不利。《伤寒论》从太阳一直到厥阴再转回来开到太阳，"少阳""少阴"这两个枢非常重要。也有人认为厥阴是三阴的枢，这是源于"一年之计在于春"和"一日之计在于晨"的道理。中医治病重在恢复春天的生机。

小柴胡汤在《伤寒论》条文中共有 17 条。甲胆对应的气是"足少阳胆经甲木之气"，"少阳之上，火气治之"。如果偏重于甲木的失常，首先是火气为害。火气不在位，没有发挥"少火生气"的作用；东方厥阴风木之气按照正常的木生火，甲木一旦失常，很容易形成"风火相煽"。

柴胡这味药的功效，张志聪认为其能从地下一直上到云霄之巅，有一个"由地推陈致新"的过程。这就是为什么临床能用大柴胡汤、小柴胡汤解决太阳、太阴、阳明和少阳、厥阴五个界面一起出现异常的危急重症的道理。《本草崇原》："柴胡春生白蒻，香美可食，香从地出，直上云霄。其根苦平，禀太阴坤土之气，而达于太阳之药也。主治心腹肠胃中结气者。心为阳中之太阳而居上，腹为至阴之太阴而居下，肠胃居心腹之中，柴胡从坤土而治肠胃之结气，则心腹之正气自和矣。治饮食积聚，土气调和也。治寒热邪气，从阴出阳也。从阴出阳，故推陈而致新谷。土地调和，故久服轻身。阴气上出于阳，故明目。阳气下交于阴，故益精。愚按：柴胡乃从太阴地土、阳明中土而外达于太阳之药也。"

小柴胡汤中寒凉的药是黄芩。火气致病，为何只用黄芩，而不用黄连、黄柏？这跟四季五方的南方有关，木生火太过，壅滞在局部，气机郁滞。人身一气升降的圆运动，阳明之降乃人身最大的降机，最大沉降的气机对应的是肺；心肺在上焦，肺为华盖，而胆对应"足少阳胆经甲木之气"，肝胆内寄相火，"凡十一脏取决于胆也"，甲胆不降，风火升腾，南方局部火热甚至火毒明显，肺失宣降。火毒源于甲木，故用黄芩清解。此乃黄芩清肺热之理，也是小柴胡汤用黄芩的道理。

人参、大枣、炙甘草的应用是基于"土载木"的道理。怎样的土壤才能载得住"甲木"对应的这个火呢？生活当中，火太旺的时候，用水浇是没用的。依自然规律增加土中"津""液"的药为人参、大枣、炙甘草，尤其大枣内涵汁液具有胶黏之性。另一药是生半夏，生半夏是太阴阳明少阴三个界面的药，此方中对治正午阳明土被火烤成胶黏的程度，而津液却被封在里面，需要用一种辛开的力打开，正是生半夏"辛以润之，致津液，通气也"的功用，同时能降肺胃之气。

半夏生姜是一组对药，源于二者同俱温化、开散之力。南方气机壅堵，既有太阴的湿邪又有阳明的燥热，开此气结在《伤寒论》里面尚有半夏散及汤、半夏秫米汤、半夏苦酒汤三个方。三个方重在打开局部气结。

小柴胡汤涉及太阴有肺、脾，阳明有胃、大肠、肺，及《素问·六节脏象论》曰："脾、胃、大小肠、三焦、膀胱者，仓廪之本，营之居也，名曰器，能化糟粕，转味而入出者也……此至阴之类，通于土气。"之至阴土。

2.大小柴胡剂的理解重点在小柴胡的参悟，重中之重又落在"少阳"。

（1）在易经太少系统是没有厥阴、阳明，说明太少是万事万物发生发展变化的两大要素。

（2）太为本体，少为变化。故两个"少"既是阴变化的规律，同时也是阳变化的规律，但少阴、少阳有着阴阳完全不同的变化规律，如内经男用八，女用七。可以交叉的变化规律关键是中华文化对少阴、少阳在不同时空，不同角度的认识。简而言之，可归为主气规律与客气规律的关系。治病目的是让患者首先顺客气，之后合主气。年、月、日、时不同客气规律对患者的影响是医者辨证的关键。如冬至、夏至、子午时、寅卯时、寅申时特定时间疾病发作时，患者阴阳失调规律必与年、日、时阴阳消长盛衰转化规律相关，而掌握"年、月、日、时"的规律必须学习运气学中开阖枢、标本中、后天八卦、十二消息卦、先天八卦河洛数理等知识。

少阴、少阳功能失常，无论从哪个角度认识，永远不能忘的是其本体的生成必靠土，是师父所说的"土能生万物，无土不成世界"之理。故在少阴阴阳俱损时，利用益土伏火是捷径。而少阳最根本的必是少阴元气少火生气的体现，在伤寒温病多种体系涉及三焦、膜原、甲胆、中气、宗气。若在三阴三阳体系则少阳枢折恢复的重点为在土载木的前提下加强寒热邪气的枢转，涉及太阴、太阳、甲胆、肺、胃这一病机线路，这正是小柴胡汤立方内涵。其中之太阴理解为"一脏五腑至阴土"之不足对临床辨证帮助较大，也易理解所有柴胡类方及补中益气汤、升阳散火汤、升陷汤、柴胡达原饮、逍遥散、血府逐瘀汤等的内涵。一旦发展为大柴胡证，土虚转为土实热，由脾向胃发展即己土虚转为戊土阳邪燥热火为主，去人参、炙甘草，加大黄、白芍、枳实；继续发展为火毒炽盛，去生姜，加银翘、生甘草。若形成痈之热实证，需加流动气机之木香、沉香，托透邪热之皂刺、甲珠、白芷，清热除湿排脓之冬瓜仁、生薏苡仁、芙蓉叶，凉血之丹皮、地榆，伤津液用麦冬、玄参，后期益气运血之黄芪、当归。

3.柴胡剂理解定律：少阳主枢，既主三阳之枢，也主三阴之枢，为阴阳二气共同的枢机。

道理何在？如何理解？用"日"说明：

（1）中国文化中之少阳代表生机的蓬勃之势，生命活力的体现首用少阳，故元气从生生之原处生（升）发过程中的这种力就是少阳的少火生气之力，即对应三阴三阳体系，由少阴，经土太阴、阳明到厥阴、太阳，此气之流行名少阳，这一过程对应人眼看不见的地下元气有序和合的运行规律，故少阳为阴阳之枢。此少阳在《灵枢·本输》曰："少阳属肾，肾上连肺，故将两脏。"其实是坎为水，坎中一丝真阳的阳升阴长过程，是阴阳和合一气共同的作用体现，因生机活力用阳表达，故曰少火生气。

（2）日出后由夜转日，天亮了为最大的阳，名太阳，日中即阳隆，名阳明，日西阳虚名少阳，此为看到和感知到的阳气变化；而另一变化同样为三阳，是阴阳和合一气在白天 12 小时，即卯辰巳午未申六个时辰，地上部分双螺旋运行的升降出入。在这一时空，初升的太阳对应的天地一气运行名少阳，正午最大的阳名太阳，下午申时阳气将降入地下名阳明。故地上元气有两种有序和合运行规律。上述三阳现象变化之母依然是元气，其处地下水阴中，又名阳根之所，生生之源。

（3）依六气为一气的变现及天地、生命、疾病的规律，患病后在活力根本处、起步点对治为捷径，内经云"上工救其萌芽"，故立足初之气治病是捷径之一。因厥阴发生中化太过即为少阳，379 条"呕而发热者，小柴胡汤主之"正是厥阴这一微阳发生了中化太过至少阳界面的方，故仲景同样予太阳篇之第 37、96、97、99、100、101、103 条原文，阳明篇之 229、230、231 三条原文以及少阳篇 266 条原文一样的方剂——小柴胡汤。96～100 条用"主之"，37、101、103、229～231 均用"与"。

东方甲乙木对应厥阴肝、少阳胆，对应天三生木，地八成之的初之气的流行，这是一日规律的起步点，上述条文体现的是通过恢复少阳主枢的功能对治太阳表证、阳明里证。

（4）147条之柴胡桂枝干姜汤的界面为太阳、少阳、阳明、太阴四个，重用柴胡八两，且柴胡、黄芩格局未变说明此方重在恢复少阳枢机，太阳太阴主开、阳明主阖功能的恢复次之。立足上述四个界面，147条说明了少阳为太阳、阳明之枢，同时也是阳明与太阴、太阳与太阴之枢。一个界面包涵六个界面，因只有一气，六气为一气的变现而已。详见147条参悟。

4.《伤寒论》阳明病脉证并治篇229、230、231条。

（1）《伤寒论》第229条：阳明病，发潮热，大便溏，小便自可，胸胁满不去者，与小柴胡汤。

参悟：发潮热属阳明，大便溏属太阴，胸胁满属少阳为主，此满不去在临床上部分病人在胸胁部因气机郁滞于膜、筋之内则对应少阳阳明两个界面。故此条涉及三个界面的气机失常，故利用枢机治疗。仲景三条均用"与"。

（2）《伤寒论》第230条：阳明病，胁下硬满，不大便而呕，舌上白胎者，可与小柴胡汤。上焦得通，津液得下，胃气因和，身濈然汗出而解。

参悟：230条关键在于舌苔白说明在太阴界面，胁下硬满、不大便属阳明，呕与胁下部位对应少阳界面，与229条同理，利用枢与小柴胡汤。

（3）《伤寒论》第231条：阳明中风，脉弦浮大而短气，腹都满，胁下及心痛，久按之气不通，鼻干，不得汗，嗜卧，一身及目悉黄，小便难，有潮热，时时哕，耳前后肿，刺之小差。外不解，病过十日，脉续浮者，与小柴胡汤。

参悟：脉弦浮大属阳明经热。短气属壮火食气。腹都满属阳明实所致太阴气虚。胁下及心痛、久按之气不通、鼻干，属少阳枢机不利兼少许阳明气郁化火实证。不得汗，太阴里虚无汗之源。嗜卧，太阴气虚湿盛兼阳明伏热。一身及目悉黄、小便难，形成湿热郁蒸，在外黄疸，在内小便不利。有潮热、时时哕属阳明实热，阳明不降。耳前后肿、刺之小差，属少阳邪热为主但也夹有部分阳明热。外不解，病过十日脉续浮者，邪由太阴阳明出表，依然与小柴胡汤。

上三条说明小柴胡汤恢复少阳枢机能透达表里，同时枢转阴阳寒热气结。

参悟诊治心系疾病

一、个人参悟过程记录

李可中医药学术思想诊治心系疾病

1. 心衰亡阳需熟记亡阳之主症。一旦伴有热化，病情未至生死顷刻，首先调整药量，次利用"阳明阖"功能。相对而言，因少阳之枢乃三阴三阳之枢，若无本钱不宜用。

2. 心之阴阳俱损，但阴损之源乃由于元阳不足，故依然是破格救心汤之证，"舌红非常并非火"即此理。

3. 阳虚不是简单的姜桂附之证，肾四味、二仙汤、黄芪白术、麻黄桂枝、吴茱萸、当归四逆汤、麻黄附子细辛汤、附子甘草汤等。临证须分清界面、表里、内外、上下之层次火候。

4. 心、君火，重在临照、明亮，同样一个心字，两个内涵的区分需体悟：一若是君主之官临照、对应五藏之神的功用，临床中此种少火生气可对应于元气、中轴、中气，此为先天性心脏病（轻度）单味黄芪发挥治疗作用之理。这是因为离卦中一阴爻之源为先天坤卦土。主不明则十二官危对应此心。二若对应明亮，即离卦（后天八卦）在外之阳爻，明之根本为中一阴爻，即《道德经》虚其心之内涵。临床心阴心血不足之证对应中一阴爻，而心气心阳不足之证对应外之阳爻，但人身任何一点均为阴阳和合一气，故常用的生脉饮、人参养荣汤、酸枣仁汤、柏子养心丸、泻心汤、导赤散等体现了阴阳互根互用、气为血之帅、血为气之母之理。

正因如此中医学之心才能成为君主之官，主不明则十二官（包括五脏之心）危矣。

5. 心主血脉，脉内外之液津血这些阴分有形之物是否充足，是《内经》体系营卫内外相贯、阴阳相随一气周流的关键。复脉汤、生脉饮、酸枣仁汤、归脾汤、清营汤等之理。

6. 心系实证：痰饮水湿瘀秽毒。

参悟《金匮要略》"痰饮病篇、水气病篇、胸痹篇"，理解难点"咳吐浊唾涎沫"之复脉汤。另需在临床参悟诸泻心汤、杨栗山之升降散、茯苓四逆汤、真武汤、三阴虚寒湿类方、升麻鳖甲汤、桃核承气汤、清瘀热汤、宣降散（缝隙、三焦）、四逆散等方的病机。

7. 寒热虚实夹杂：利用"土伏火、火生土、土载木、水涵木"线路是捷径。

7.1 阴阳俱损、寒热兼重，可以直入生生之原，起动原动力——乾坤大挪移

7.2 无论在人身上如何入手切入治疗，疗效均不理想，须想到客气年运特点是这些患者生病的根源。

再问天方——膏参梅二草

问天方——连参梅二草

三问天方——合二方

二、典型病例

陈某，女，66岁，诊断：头晕、高血压病。

就诊时间：2019 年 10 月 21 日。

主诉：反复头晕 1 年余。简要病史：患者近 1 年来出现头晕，行走时明显，站立不稳，时有头重感，无天旋地转及恶心呕吐，曾在当

地医院诊断为高血压，血压最高为 160/80mmHg，服用盐酸地芬尼后，头晕可缓解；晨起口干，欲凉饮；纳可；头、背汗多，汗后可吹风扇、空调；易醒，醒后难再入睡；大便日 2 解，成形，质软；小便调；舌淡红，苔黄腻燥；脉略大疾。

处方：再问天方。

方药：生石膏 10g，乌梅 10g，炙甘草 30g，甘草 30g，人参 15g。

14 剂。用法：每 1 日 1 剂，每剂加 700mL 水，一直文火煮 1 小时，煮取 90mL，每日 1 次服。

逐症分析，由博返约：

1.患者老年，头晕，行走时明显，站立不稳，时有头重感，晨起口干，欲凉饮，结合高血压病史，提示三阴本气不足，但已发生热化至阳明界面，形成经热证，厥阴之气下陷后中化至阳明界面，暗耗本体液津血。

2.头、背汗多，汗后可吹风扇、空调，易醒，醒后难再入睡，属阳明经郁热，但其源头为厥阴中化太过之火。

3.舌淡红，苔黄腻燥，一为土虚土不伏火，一为厥阴中化太过为火，相火离位；说明厥阴体不足，疏泄太过至阳明界面。

结合 2019 年己亥年土气不足的年运特点，首诊予再问天，益土伏火、加强阳明厥阴主阖功能。

就诊时间：2019 年 11 月 19 日。

其子代诉：头晕次数明显减少，程度减轻，时下午明显，伴脸颊发烫；醒后再入睡转快；天气凉后头、背汗多消失；夜间醒后口干，欲凉饮同前；补诉：偶有舌尖干、痛同前；纳可；小便调；大便由日 2 解转 1～2 解，质软转硬，稍难解。

处方：生石膏 15g，乌梅 10g，炙甘草 30g，甘草 30g，人参 15g，茯苓 15，赤芍 45g，白芍 45g。

14 剂，用法：每日 1 剂，每剂加 700mL 水，一直文火煮 1 小时，煮取 90mL，每日 1 次服。

按：患者服药后头晕频率及程度明显缓解、睡眠改善、头背汗多消失，提示药证相合，邪热部分转化归位；此诊时有下午头重感，双下肢乏力，结合夜间醒后口干、欲凉饮，舌尖干痛、大便质硬，难解等情况，提示营血分深伏邪热，故守方石膏用至 15g，加茯苓与赤芍、白芍（药量 1∶3）对治。

就诊时间：2019 年 12 月 10 日。

头晕、下午头沉重感进一步改善；脸颊发烫消失；睡眠佳，偶有舌尖干、痛减轻；纳可。双脚酸软减轻，无力同前；大便由硬转烂，味臭，便前腹部隐痛，便后痛止，日 2～3 解；舌淡暗，苔黄白燥腻中见深细裂纹，右脉实疾，左脉沉。

处方：生石膏 15g，乌梅 10g，炙甘草 30g，甘草 30g，人参 15g，茯苓 45g，赤芍 45g，白芍 45g，姜炭 10g，桂枝 5g，醋五味子 5g，盐菟丝子 30g，麦冬 10g，煅牡蛎 15g。

14 剂，用法：每日 1 剂，每剂加 1000mL 水，一直文火煮 1 小时，煮取 90mL，每日 1 次服。

按：患者服药后头晕、下午头沉重感进一步改善；脸颊发烫消失；睡眠佳，偶有舌尖干、痛减轻，说明邪热进一步转化归位；此诊诉双下肢乏力，日解烂便 2～3 次，便前腹痛，苔黄白燥腻中见深细裂纹，结合上两诊治疗思路，属阳明邪热、营热、血热内包寒湿，进一步说明元阳不足，厥阴中气下陷是疾病的根本。但因阳明火盛目前立足太阴扶益厥阴是捷径。故守方，加姜炭合人参、生甘草、炙甘草，温益太阴本气；加桂蛎（1∶3），加强厥阴原点起步之和缓有序升发，桂二芍可托透伏邪。舌尖干痛属离卦位邪火，结合双脚无力，加用菟丝子、五味子承降虚火，再合麦冬配人参、五味子加强液津血之化生，对治脉内外邪热。

参悟防己地黄汤

一、个人参悟过程记录

防己地黄汤：治病如狂状，妄行，独语不休，无寒热，其脉浮。据症状、脉浮，病人若有火热必是因虚而致，从重用生地汁推断虚在液、津、血，虚在土。经脉中邪热痹阻，气阴不足，客邪水多，但水与热痹阻经脉，故用防己。防风之用无论是玉屏风散、双解散、痛泻要方、泻黄散、荆防败毒散、桂枝芍药知母汤等，祛风散火之界面为一脏五腑至阴土易理解，即太阴己土、阳明戊土、表湿内陷郁而化火均可。因风性轻扬，与其他五邪均易合并为患，因自然界中空气的流动即是风，故风为百病之长，六淫之首。《金匮要略》中防风之用针对杂病中表之风湿内陷入里形成伏邪，伏邪的托透转化之法学习刘吉人的《伏邪新书》。风为阳邪能胜湿，故配伍中需注意阴分之耗损，同时又需注意气阳之耗散。

防己地黄汤临床体会用于免疫系统紊乱之病效果亦佳。

明医堂防己地黄汤组成：

防己 10g，防风 5～10g，生地 60g，桂枝 5g，甘草 10g，乌梅 5～10g（五味子 2～5g），柴胡 10g（僵蚕 5～10g）。

仲景将防己地黄汤放入中风历节篇，经多年参悟对应部分现代精神类疾病，"节者，神气之游行出入也""病如狂状，妄行，独语不休，无寒热，其脉浮"，无寒热指的是寒热均有或寒热均不明显，患者气之运行升发太过故脉浮。结合胃足阳明之脉是动则病"洒洒振寒善呻数欠颜黑"看似虚寒，实为阳明阳土伏火，反而说明伏火对应界面为在里在内在深之阳明和厥阴。因土能生万物及主症属阳明病，故治疗重在加强阳明本体液津血的化生，此阳土中邪火一旦减少，一可增强土伏火之力，二可减少肾水耗伤，三可加强阳明主阖功能，三者均为增强患者不足元气的捷径。如此才能截断内扰心神，神窍被蒙之势。

二、典型病例

郭某，女，35岁。

诊断：分裂情感性障碍，抑郁型。

就诊时间：2019年10月15日。

主诉：反复幻听、幻觉、恐惧7年。

现病史：2012年7月出现自觉有人投毒，幻听、幻觉、恐惧等，在其丈夫照顾、陪伴、鼓励下症状基本消失；2016年11月生产1胎，产后7月上述症状复作，程度较前明显加重，2017年在广东省中医院确诊：分裂情感性障碍，抑郁型？服西药奥氮平及中药调理后症状减轻，渐停服中药，奥炎平减至1/4片，症状平稳；2019年7月与家人吵架及看网上不实信息后再次出现幻听、幻觉、恐惧，并自觉会算命，要修道，不主动干家务活等，增加富马酸喹硫平片、盐酸文拉法辛缓释片症状可控制。

刻诊：表情木纳、反应迟钝，不主动干活，紧张时搓鼻子、揉眼睛；手心热；纳可，以素食为主；眠可，汗出无异常；月经规律，Lmp：12/10；大便日1解，时软时硬，饮水少则便硬，小便调；舌郁暗根部薄黄腻苔，脉细小如裹。

处方：防己地黄汤加味。

方药：生地黄60g，防己10g，防风10g，甘草15g，茯苓15g，桂枝5g，北柴胡10g，乌梅10g，炒僵蚕10g。

14 剂。用法：每 1 日 1 剂，每剂加 900mL 水，一直文火煮 1 小时，煮取 90mL，分 1 日，每日 2 次服。

逐症分析，由博返约：

1. 患者反复幻听、幻觉、恐惧 7 年，刻诊见表情木纳、反应迟钝，不主动干活，紧张时搓鼻子、揉眼睛，属阳明病范畴。

2. 大便时软时硬，饮水少则质硬，结合舌郁暗同时说明元阳不足、寒水内停，与此燥热伏邪形成湿热深伏少阴，舌根部薄黄腻苔，提示元阳不足，阳明阳土内伏燥热之邪。

3. 脉细小如裹提示邪实气机升发被抑。

故予防己地黄汤，大剂生地黄加强液津血化生对治少阴阳明两个界面火热邪源头，防己疏通水热壅阻之经脉，防风对治太阳内陷土中风湿并郁而化火之邪；甘草乌梅合生地黄，酸甘化阴，厚土伏火；茯苓通过降源自少阴逆上之水气，从而安虚阳内扰之烦，达理先天元气之功；桂枝配生地黄，助春之发陈、夏之蕃秀之力。另桂枝启陷托透厥阴下陷风邪，柴胡枢转内陷至阴土中之寒热气结；乌梅、僵蚕，对治脂膜分肉缝隙间的火热秽毒。柴胡僵蚕防虫类药入阴分阻碍胸中气机运行。

二诊：2019 年 11 月 11 日。

服药后幻听、幻觉、恐惧明显改善；反应迟钝改善；少许焦虑及担心，表情稍木纳，紧张时搓鼻子、揉眼睛减少。不主动干活如前；胃纳可，可进食少许肉食；睡眠安；大便日 1～2 解，质软；小便正常；Lmp：12/10；舌郁暗红，苔少；脉细滑。

处方：生地黄 120g，防己 10g，防风 10g，甘草 15g，茯苓 30g，桂枝 10g，北柴胡 10g，乌梅 20g，炒僵蚕 20g。

14 剂。用法：每 2 日 1 剂，每剂加 1200mL 水，一直文火煮 1.5 小时，浓缩煮取 120mL，分 2 日，每日中午 1 次服。

按：患者服药后幻听、幻觉、恐惧明显改善，反应迟钝改善，紧张时搓鼻子、揉眼睛减少，说明伏邪部分转化归位清解，气机运行道路较前顺畅，元气较前增强；故守方，生地黄、茯苓、桂枝、乌梅、僵蚕翻倍。

就诊时间：2019 年 12 月 24 日。

规律服西药奥炎平、富马酸喹硫平片、盐酸文拉法辛缓释片，幻听、幻觉、恐惧消失；不主动干活转为主动干活；紧张时搓鼻子、眼睛明显减少；反应转正常，可与医生正常沟通。纳可，可正常进食肉类食品，眠可，Lmp：12/12，大便日 1 解，质软、顺畅，小便调，舌略红，苔少，脉细小滑。

方药：守方加赤芍、白芍。

生地黄 120g，防己 10g，防风 10g，甘草 15g，茯苓 30g，桂枝 10g，北柴胡 10g，乌梅 20g，炒僵蚕 20g，赤芍 30g，白芍 30g。

14 剂。用法：每 4 日 1 剂，每剂加 1300mL 水，一直文火煮 1.5 小时，浓缩煮取 200mL，分 4 日，每日中午 1 次服。

按：患者主症消失故守方，加赤芍、白芍配等量茯苓为一组药，配桂枝为一组药，在元气渐复之后，依据阳明多气多血及此类疾病长期邪热深伏体内必损伤营血，故加强清解营血分伏热之力。

参悟宣降散方

一、个人参悟过程记录

宣降散方组成：桂枝 5g，茯苓 10g，桔梗 5g，鸡蛋花 15g，泽泻 10g，猪苓 10g。

立足中土，以太阴界面为主。针对厥阴中气下陷之寒并化火，影响三焦气化、元气之别使之功。

1. 厥阴中气同时下陷至阴土中，桂枝 5g 升厥阴启陷，白术 10g 升太阴己土之气，即恢复肝脾同主升功能。

2. 土中郁而化火——因土气虚寒，不宜苦寒直折其火，用东垣升阳散火法，升而又能开肺降肺，加强肺之化源，桔梗 5g。

3. 土虚之后对于土中风寒水湿火，可利用三焦缝隙、气化功能、水火道路、元气之别使，将邪气转化归位，桂枝、泽泻、茯苓、白术四药小分队、桂枝、桔梗、泽泻三药小分队。

4. 太阴己土之气不足、湿邪内生，加内陷化火之邪，易在土中形成湿热实火，且此火随气之升降而充斥上中下三焦，故用岭南草药鸡蛋花清解疏散之，药量 10～30g 选用。

5. 茯苓、猪苓针对水道之有形和无形的水邪。

二、典型病例

曾某，男，71 岁。

就诊日期：2019 年 12 月 3 日。

诊断：降结肠恶性肿瘤。

简要病史：患者 2019 年 7 月因腹痛、便血、腹胀不适，于当地中西医结合医院确诊降结肠中分化腺癌。未行西医治疗，间断中医治疗，腹痛、腹胀反复发作，2019 年 11 月 24 日因腹痛加重于我院普外科住院治疗，行腹腔镜探查中转开腹阑尾切除 + 升结肠横结肠灌洗 + 左半结肠切除术。出院诊断：降结肠恶性肿瘤（pT4aN2bM0）。建议化疗，但患者自行放弃。

刻诊：咳嗽，有白稠或黄色黏痰，易咯出；怕冷；无口干口苦；食欲差，只食少量粥；眠浅易醒；近 2 天大便日 2 解，糊状；白天小便调，夜尿 3 次；手术区域隐痛；舌暗郁嫩红，腐苔厚腻，前见少许剥脱；脉实紧。

处方：宣降散方。

桂枝 5g，茯苓 10g，桔梗 5g，鸡蛋花 15g，泽泻 10g，猪苓 10g。

共 14 剂。用法：每 1 日 1 剂，每剂加 700mL 水，大火煮开转文火煮 20 分钟以上，煮至 50mL，每日 2 次服。

逐症分析，由博返约：

1. 患者结肠癌术后、反复腹痛、腹胀，属三阴虚寒兼热化变证，局部大实证。

2. 咳嗽，有白稠或黄色黏痰，易咯出，属肺太阴、阳明燥湿俱盛，根据痰的颜色、易咯，判断局部以痰饮水湿为主，燥邪为次。

3. 眠浅易醒为阳不入阴，与阳明失阖亦相关。

4. 怕冷、夜尿频、大便糊状，为里气虚或营血伏热所致卫气不用。

5. 手术区域隐痛为局部气虚血运不力，失于濡养，不荣不通同时存在。

6. 纳差，结合舌暗郁嫩红，腐苔厚腻，前见少许剥脱，脉实紧，说明阴阳俱虚，中气内匮，斡旋不力，内生火热寒湿秽浊邪气。

综上所述，因患者主要矛盾集中在后天胃气，故救胃气、恢复中气斡旋为急。予宣降散方。桂枝升肝，桔梗升至阴土气并开降肺气，三药合泽泻猪苓二味渗利水湿药，加强三焦缝隙水火之流动，鸡蛋花入三焦，清解土中湿热火邪，全方可打开三焦有形无形之水湿火气结。

就诊时间：2019 年 12 月 16 日。

食欲食量较前增强；气短乏力减轻；咳嗽咯痰减少；大便日 1 解，糊状转成形；手术区域腹痛明显减轻；舌郁红，苔黄厚腻，部分剥脱，腐苔减少，脉细紧。

处方：桂枝 5g，茯苓 10g，桔梗 5g，鸡蛋花 15g，泽泻 10g，猪苓 10g，生地黄 15g，白头翁 10g，黄芪 10g，金银花 10g。

共 14 剂。用法：每 2 日 1 剂，每剂加 700mL 水，大火煮开转文火煮 20 分钟，煮至 60mL，分 2 日，每日 1 次服。

按：患者服药后食欲食量均较前好转，腐苔减少，咳嗽好转，大便成形，乏力好转，均说明中气元气同时较前增强。此诊顺势加黄芪、金银花合鸡蛋花乃发陈方，进一步增强元气之周流。结合年运、舌脉，在已增强本气的前提下，加生地黄增强阳明本体液津血化生，加白头翁清解体内厥阴热化之瘀热毒。

就诊时间：2020 年 1 月 13 日。

药后咳嗽消失；食欲不振、气短乏力、手术区域痛进一步减轻；大便转为日 2～3 解，成形，偏干硬，排便不畅，时用"开塞露"助排便；阑尾部位出现夜间疼痛，动则痛剧，痛甚影响睡眠；舌淡红，苔黄腻，水滑，剥脱消失，脉略大。

处方：桂枝 5g，茯苓 10g，桔梗 5g，鸡蛋花 15g，泽泻 10g，猪苓 15g，生地黄 30g，白头翁 10g，黄芪 10g，金银花 10g，赤芍 10g，白芍 10g。

共 14 剂。用法：每 2 日 1 剂，每剂加 1000mL 水，大火煮开转文火煮 30 分钟，煮至 60mL，分 2 日，每日 1 次服。

按：患者服药后诸症进一步减轻，腐苔、剥脱苔消失，元气进一步增强，大便偏硬说明体内深伏邪热，依上诊取效之理，此诊生地黄加量，并加赤芍、白芍打开营血分伏热，合茯苓为一组药，拓宽水血脉气四道增强元气。

参悟阳明本体液津血

一、个人参悟过程记录

阳明本体液津血表达的是阴阳二气

1. 阳明为二阳合明，指阳气运行至盛极之状态，其实是阴阳二气一起运行的一种阳的显象，即阴升阳长至极至盛，可对应南方离卦之象。阴在人体依据《灵枢·经脉第十》"人始生先成精……谷入于胃，脉道以通，血气乃行""胃、大肠、小肠是主所生病为血、津、液"，《灵枢·本枢第二》"大肠属上，小肠属下，足阳明胃脉也。大肠小肠皆属于胃，是足阳明也"。《素问·太阴阳明论第三十九》之"脾主为胃，行其津液"及《灵枢·决气篇第三十》之液津血脉气的概念，阳明对应的阴升，以液津血为主。从气血层次理解说明：阳明多气多血的特点。

2. 阳明戊土属阳，喜润，滋润土的依自然规律必是水、雨、油、雨露等，如细雨润物细无声，春雨胜过油，对应人身之土属阴，滋润的为液津血。

3. 阳明之上燥气治之。发挥气为燥的作用，对应金，无论庚辛阴阳金，犹如世间9999金的提炼煅造，或广而言之所有五行属"金"的煅造过程，最后成形纯度高，这个物内涵东西之象，对应人身就是"液津血"——阴阳应象而已。

4. 《伤寒论》阳明篇第181条"此亡津液，胃中干燥，因转属阳明"。180条"阳明之为病，胃家实是也"。184条"阳明居中主土"，如此将胃家实与亡津液、土、阳明四者相联系。阳明病了的前提是津液伤。

5. 一脏五腑至阴土，其中"膀胱者，州都之官，津液藏焉，气化则能出矣""三焦者，决渎之官，水道出焉"。营出中焦，汗血同源，汗为心液，腠理发泄汗出溱溱是谓津，阳明燥土发挥正常收敛作用的，本为上述至阴土对应的液津血。

在一次病例讨论中谈到一胃癌中晚期73岁新疆患者，体重下降、只能进食流质食物、大便干硬、睡眠不安。根据年运确定为阳明本体液津血不足、邪火内陷、相火离位、痰湿瘀毒互结，主要病机线路方药：生地、乌梅，海螵蛸、浙贝母，人参、五灵脂。二诊主症缓解，睡眠如前，守方加猪苓，睡眠转正常，说明阴分不足、水热气结所致热扰心神之病机分析的正确性。阴分不足、阳明邪热、水道不利三者同时存在时，需要对治胃中燥之方药与通利水道的猪苓汤合用。

仲景给出的是常见规律。临床应活学活用。《伤寒论》224条："阳明病，汗出多而渴者，不可与猪苓汤，以汗多胃中燥，猪苓汤复利其小便故也。"

二、典型病例

闫某，男，73岁。

初诊：2019年4月26日（代诉）。

主诉：胃疼痛伴堵闷不适2月。

现病史：患者于2月前无明显诱因出现晚饭后胃脘部疼痛，伴堵闷不适感，于2019年4月4日当地医院胃镜检查发现胃窦肿物，大小为2.0*2.5cm。PET-CT示：胃窦癌，全身未见高代谢恶性肿瘤影响改变。现患者仅能进食稀烂食物，不喜肥肉；大便2～3日1解，初硬后成形；口中有恶臭味；口苦、口黏腻，无口干；怕冷，以双脚为主，不怕热，不怕风；眠差，易醒，丑时后难再入睡；小便调；患者每年5～10月生活在新疆，其子咨询几家医院后，欲先以中药汤剂治疗，其他治疗手段儿女尚在商议中。照片见苔黄绿腻。

处方：海螵蛸30g，浙贝母60g，生地黄30g，茯苓30g，乌梅5g，僵蚕5g，酒大黄5g，姜炭20g，甘草30g，姜竹茹10g，人参30g，五灵脂30g。

14剂。用法：每2日1剂，每剂加1300mL水，一直文火煮2小时，煮取200mL，分2日，每日2次服。

逐症分析，由博返约：

1. 胃窦肿物，进食后有疼痛伴堵闷感，考虑局部大实，故用乌贝散对药针对阳明土中燥结之气，软坚散结清热降气。

2. 只能进食流质食物，眠差，易醒，大便2～3日1解，尖硬后成形，结合病机线路1考虑阳明本体的液津血耗损，肉气不足，故用生地黄配他药加强其化生，甘草补土清热解毒、姜炭温益太阴，人参顾护气液。

3. 患者口中恶臭、口苦口黏，苔黄绿腻结合病机线路1+2说明中气虚极，局部大实，湿热秽毒痰瘀内生，酒大黄、僵蚕、乌梅降泄清解脂膜分肉中郁火秽毒，人参五灵脂益气化瘀，活血定痛，茯苓、竹茹降无形虚热及痰火逆气。

二诊：2019年5月23日（代诉）

大便由2～3日1解转日1解，成形；口恶臭消失；口苦、口干消失转口淡；纳食同前；精神体力转差；体重1月下降3kg；双小腿冷；眠差同前；晨起情绪差，下午转佳；纳可；眼屎增多；小便调。

处方：海螵蛸30g，浙贝母90g，生地黄60g，茯苓30g，乌梅10g，蝉蜕30g，酒大黄5g，姜炭20g，甘草30g，人参30g，五灵脂

30g，石膏 10g，黄芪 10g，当归 10g，皂角刺 10g，白芍 30g，猪苓 10g。

14 剂。用法：每 4 日 1 剂，每剂加 1500mL 水，一直文火煮 2 小时，煮取 320mL，分 4 日，每日 2 次服。

逐症分析，由博返约：

药后患者大便改善，口干口苦消失转为口淡，然精神体力不佳，体重持续下降考虑局部大实证得以缓解，但深伏之邪火表现为壮火食气，表现为中气元气虚极。因此加强阳明伏火之清解并截断其液津血化生不足之源头是关键，故加石膏、白芍，生地加量，加猪苓给阴分不足水邪逆上之邪以出路，同时达"通阳不在温，而在利小便"。

3.1 大实证对治得效，继续加大浙贝母用量，茯苓白芍对药打开有形无形水热气结、并借芍草降甲胆。

3.2 生地黄、乌梅加倍，加强阳明本体液津血的化生及益土伏火、益土载木之功，间接增强元气。

3.3 加入小剂石膏，凉肺不凉胃，加强肺之化源以增强元气。

3.4 因口干口苦转为口淡，说明实证好转后太阴虚寒显现，故去竹茹，姜炭加倍。

3.5 患者晨起情绪不佳，下午可逐渐好转，说明气机下陷，厥阴中气均升发无力，同时眼屎增多考虑深层内伏湿热秽浊邪气显现，加入黄芪、当归、皂角刺、猪苓、蝉蜕，旨在加强一气周流之力，尤其是全身肌中孙脉的周流，皂角刺加强肌肉至毛皮之间腠理的开泄，猪苓配生地黄针对阴分不足、水道不利产生的虚热，犹如唤醒沉睡的小狮。去僵蚕换蝉蜕重在升清阳至清虚之地并截断病势。

就诊时间：2019 年 6 月 4 日（代诉）。

精神体力转佳；胃堵闷感减轻；体重稳定，未再下降；眼屎多改善；双小腿冷消失；情绪改善；纳食同前，小便调；大便日 1 解，成形；眠差同前。

处方：海螵蛸 30g，浙贝母 60g，生地黄 90g，茯苓 30g，乌梅 15g，蝉蜕 30g，酒大黄 5g，姜炭 20g，甘草 30g，人参 30g，五灵脂 30g，石膏 10g，黄芪 10g，当归 10g，皂角刺 10g，白芍 30g，猪苓 10g。

14 剂。用法：每 3 日 1 剂，每剂加 1500mL 水，一直文火煮 2 小时，煮取 300mL，分 3 日，每日 2 次服。

按：精神体力转佳，体重稳定，说明元气中气均增强，守方浙贝母减至 60g、生地黄增至 90g、乌梅增至 15g，加强土伏火之力。

就诊时间：2019 年 8 月 9 日。

精神体力佳；体重增加，面色有光泽；胃纳改善，现可进食硬质食物；偶有口苦、口淡，无口干；大便日 1 解，成形；小便时排解不畅；眠转佳；易怒；可外出旅游连续四天无不适。

处方：海螵蛸 30g，浙贝母 90g，生地黄 120g，茯苓 30g，乌梅 20g，蝉蜕 30g，酒大黄 5g，姜炭 20g，甘草 30g，人参 30g，五灵脂 30g，石膏 10g，黄芪 10g，当归 10g，皂角刺 10g，白芍 30g，猪苓 10g。

14 剂。用法：每 4 日 1 剂，每剂加 1500mL 水，一直文火煮 2 小时，煮取 320mL，分 4 日，每日 2 次服。

按：患者体重增加，精神体力佳，纳改善可进食硬质食物，眠转佳，说明局部大实、元气中气大虚的局面部分已经逆转，守方继续加大生地黄、乌梅用量增强生生之源。

就诊时间：2019 年 10 月 18 日（代诉）。

精神体力佳；体重稳定；胃纳同前。小便较前顺畅，排尿较前舒适。

处方：海螵蛸 30g，浙贝母 90g，生地黄 120g，茯苓 30g，乌梅

20g，蝉蜕 30g，酒大黄 5g，姜炭 20g，甘草 30g，人参 30g，五灵脂 30g，石膏 10g，黄芪 10g，鳖甲 10g，升麻 10g，白芍 30g，猪苓 10g。

6剂。用法：每5日1剂，每剂加 1500mL 水，一直文火煮2小时，煮取 300mL，分5日，每日1次服。

按： 患者精神、体力、体重稳定说明元气、中气进一步增强，三焦气化之力改善，结合其津枯液少、痰瘀内阻的病机，加入鳖甲、升麻，配合当归为升麻鳖甲汤，针对深伏之阴毒之邪。

参悟先后天两本

一、个人参悟过程记录

人身坎卦元气二阴抱一阳是在地下水阴中。依一日太阳东升西降，一年四季阳气之变化，元气出来依赖厥阴风木的生（升）发，回去依赖阳明降机。这一过程必然经过由地球中心到地表的土层——这个土对应中医的太阴、阳明。元气围绕此土，但又用三阴三阳来认识此升浮降沉的圆运动，这是钦安学术思想。而彭子《圆运动的古中医学》是用"中气如轴，四维如轮"来表达的。

因轴自身带动轮转，而人身五脏六腑十二经气360度运行无论从哪个角度认识，脾胃中气左升右降斡旋运转不停，与如轴之中气同理。

将二者上述认识揉和在一起来认识疾病，那么患病后若此土（球心到地表）出现了以阳明中土液津血不足产生燥热火邪，围绕此土的十二经气会发生同气相求的阳明火热燥证，同时必然会出现相应的虚寒证。

依据生命规律阳明主阖、阳明多气多血，临床常见的一条病机线路为壮火食气的虚寒证及血热鸥张的实热证。但病象可以万千。如血小板减少症、骨髓异常增生症、疲劳综合征、失眠、抑郁症、疮痈等。

二、典型病例

徐某，女，46岁。

初诊：2017 年 5 月 16 日。

诊断：确诊自身免疫性肝炎 10 年。

现病史：患者 10 年前诊断为自身免疫性肝炎，2017 年 3 月因 "面目发黄，双膝关节水肿 1 个月"，于中山大学第三医院住院治疗诊断为：①自身免疫性肝炎肝硬化失代偿期；②脾功能亢进，脾大；③食管静脉曲张（中度）；④门脉高压；⑤内痔。出院后在我科治疗，先后使用熟地升麻知母汤，志意方、木防己合升麻鳖甲汤，营血火毒方等。

就诊时间：2019 年 3 月 28 日。

予来复汤合木防己汤加僵蚕、桑白皮。

就诊时间：2019 年 4 月 15 日。

药后咳黄痰，流清涕消失，继续服药痰增多，色白质黏稠，前期伴咽痛，后期咽痛消失。食欲一般，食后易腹胀，食油腻腹胀甚。左侧肢体不适，怕冷，小腿痛。腰骶胀、酸感，双脚沉重同前。嗜睡与失眠交替发作同前。小便微黄畅顺。药后大便日三解，水样便为主，便前腹痛，便后无不适。停药后大便日 1～2 解，成形。舌暗郁红润，无苔。脉沉。

处方：生地黄 30g，茯苓 30g，醋五味子 5g，桂枝 5g。

7 剂。用法：每日 1 剂，每剂加 500mL 水，大火煮开转小火煮 20 分钟，煮取 45mL，分 1 日，每日 3 次服。

逐症分析，由博返约：

1. 患者自身免疫性肝炎病史、脾大、门脉高压、食管静脉曲张属三阴病，局部阳明实证致脉内邪热鸱张；

2. 痰多，食后易腹胀、小便微黄，结合病机线路 1 为局部脉外卫气失用；

3. 左侧肢体不适，怕冷，小腿痛为经脉不荣不通同时存在，肝肾阴精化生不足；

4. 腰骶胀、酸，双腿沉重属阳明不降，阳明邪热与肾水不足互为影响；

5. 嗜睡、失眠交替发作属营卫二气功能失常，卫气不能发挥正常功能则嗜睡，营热则失眠扰神。

综上，利用人体生化、化生之功能及阳明多气多血、居中主土之性，选用生地益阳明本体液津血髓精之生化、化生，加强阳明主阖功能；茯苓对治水气逆上之热，安虚阳内扰之烦，五味子纳五方离位之邪，桂枝加强厥阴起陷之力。

就诊时间：2019 年 4 月 22 日。

痰多减轻 80%，食后腹胀减轻 70%，左侧肢体不适，怕冷减轻 70%，小腿痛改善 80%，嗜睡与失眠交替，改善 50%，腰骶胀、酸感，双脚沉重同前。小便微黄，畅顺同前。Lmp：2-3/3，2019。舌暗郁红，苔少；脉沉。

处方：生地黄 30g，茯苓 30g，五味子 5g，桂枝 5g，黄芪 10g，当归 10g，鸡蛋花 15g，皂角刺 10g，续断 10g，牛膝 15g，槐米 10g，炒酸枣仁 10g。

14 剂。用法：每 2 日 1 剂，每剂加 900mL，大火煮开转小火煮 30 分钟，煮取 90mL，分 2 日，每日 1 次服。

按：患者痰多、腹胀、左侧肢体不适、小腿痛、嗜睡等症状好转，说明阳明本体及主阖功能增强，元气部分增强，厥阴风木部分恢复和缓有序地升发；故此诊效不更方，加强大气之周流及络道之通利，合用十味神效散及透脓散化裁（黄芪、当归、皂刺、续断、牛膝），鸡蛋花宣散三焦郁热；槐米清解阳明，散血分伏热，酸枣仁滋木之体。

参悟《伤寒论》

一、个人参悟过程记录

郑氏坎中之阳起步于生生之原，在后天八卦显现出相应之象是围绕彭子所云之"如轴中气"，这个中气对应土，用三阴三阳认识则对应太阴、阳明。但如轴中气外之十二经气中又有名为太阴、阳明的脾胃，二者名称一样，时空不同。但对于病了的人，轴运轮转二者必同时失常，只是以哪个为主而已。因为生命气息是多维空间的双螺旋运行，故临床症状只能通过应阴阳之象来认识分析判断。但就轴与轮而言，轴运为主，故许多医家之方药看似从不同角度切入，根本宗旨是一致的，以恢复土——轴运为主。

土能生万物，无土不成世界。师父曰："一部伤寒论，一个河图尽之矣"。仲景之人参、生姜、甘草、大枣多用正是此理。桂枝汤类方、柴胡类方、调胃承气汤、白虎汤、炙甘草汤、苓桂剂、四逆汤等可如此参悟。此时方明白师父将真武汤归为理中汤类方。

人之生存若能保护好后天脾胃元气，先天肾气自然因中气之滋养灌溉得以保全。《伤寒论》"日""桂枝""表""天人合一"

1. 论病，立足凡病皆为本气自病，则终之气太阳寒水之气☵坎卦代表的二阴抱一阳之元气为发病的根本。

2. 太阳这一词因统一身之卫气，主一身之皮毛，故又主表，即人身最外防线从结构而言为皮毛对应太阳表。皮毛之内肤肌相对而言属里，因四者毛皮肤肌不可分，故有皮肤为人身最大器官，这一概念在仲景伤寒论中亦属表太阳。

3.最外太阳毛皮表风寒侵袭，里均为☷正气，麻黄汤证，辛温药，临床可表现为因毛孔闭塞气机郁滞的高热。如果患者的正气一直保持麻黄汤证，此时的高热对治方法便是将毛孔打开的汗法。中医有谓发越阳气是也，但并不是指邪已化热，而是风寒邪气入侵毛皮后发生的气机运行变化在这一层面出现了热症。毛孔闭塞故无汗、恶寒、恶风、体痛（骨节疼痛、腰痛、身痛三个典型症状）、呕逆、头痛、喘、脉紧。

一旦毛皮防御功能下降，风寒之邪侵袭，第一种情况毛皮完全失去了防御，邪气进入肤肌层面，在肤肌之里均为正气☷，桂枝汤证。皮毛已疏松，邪入肤肌，故汗出、恶风、恶寒、发热、脉缓。若部分毛皮、部分肤肌被风寒侵袭，普遍规律为麻桂各半、桂二麻一，前提是其里均为正气。

4.《伤寒论》六经的排序及为何麻黄汤、桂枝汤均有桂枝？

人这一物种生存规律为"过日子"。一日从天亮到日中、日西、入暮、夜半、夜尽再到天亮，这一恒定不变的一日阴阳变化规律只是伤寒论397法的一部分，其他一日、一月、一年及N年（见后）的气机变化，包括这一规律刚好与天之序的客气规律相反。故从其排序已经反映出了伤寒论方药治病遵循的是天地规律。用此排序对应生活的时空大家易理解，欲解时即此理。

4.1 时立气布，太阳不止三维空间，时空中流动的空气即是风。地球围绕地轴自转一圈是一天。地球自转运动产生了昼夜交替。地球由西向东自转的同时也围绕太阳公转，转一圈就是一年。

4.2 每一天的生机在晨，晨是气机起步的时空点，按主气规律名厥阴，中医学基础知识标本中规律，厥阴之上，风气治之，故风为百病之长，六淫之首。

4.3 太阳寒水之气，将人身最大的阳名巨阳与六气中最冷的寒匹配是缘于天地阴阳一气乃冲和之气，天地规律与生命规律均为最大的阳降入或回归生生之源阳根之所,即地下水阴中,人感知之气则为六气中之寒,故太阳界面本气不足,寒邪最易显现,水邪是另一关键。结合前二条风寒二邪最易入侵太阳。太阳为最大阳,太阳寒水之气可标可本,大小青龙汤之理便易理解,更为重要的是立足此坎卦,即终之气用太阳寒水之气表达,最表最里两个重要位置对应风、寒、水、巨阳,四个概念是揉为一气。纵横交错读伤寒论这一卷书,抽出任何一个界面或任何一个条文皆可推衍出全书。六个界面纲举目张,中间病机变化亦在书中,没的"目"可参阅历代医家学术。

4.4 如此风寒便成了太阳界面的首要邪气。本气不可能一直强壮在肌层之里,里气一虚,桂枝汤证最易内陷,故太阳风寒表虚证桂枝汤便成了伤寒论第一方。

4.5 中医学中所有阴阳表里寒热虚实均是相对的,如成语唇亡齿寒,麻黄汤中用桂枝正是唇齿相依关系,毛皮受邪,皮肤相连,重用麻黄三两的同时予二两桂枝一助麻黄开表,二安未受邪之地。桂枝走表调营卫实乃扶益初之气厥阴风木之气,对应足厥阴肝经乙木之气,营卫和则风邪无所容矣。

4.6 即使是邪入最表之麻黄汤,亦是由"日"之晨初之气下陷所致。这是伤寒论中398条糅合参悟时必须明了的关键,故桂枝对治厥阴风木之气的下陷。

4.7 伤寒论六个界面唯少阴篇无桂枝,因少阴与元气同居地下水阴中,风寒之邪若直中少阴,元气必奋起抗之,故有麻黄细辛附子汤、麻黄附子甘草汤、甚则四逆汤之证。根本原由为人身腠理,结合三孔一门一府,此六个概念的理解及临证的辨治是极为重要的。

5. 一日太阳、二日阳明……风家表解而不了了者,十二日愈。反映的是一元气分为三阴三阳,时立气布的循环规律。先有天亮了,时立气布名太阳,继续双螺旋循环运行至日中阳气隆,时立气布名阳明……仲师按日月地规律用7反映一个循环,一阳来复。每一日对应一界面的时空气机运行特点只是一种表达方式。事实每个人不同,但此规律恒定不变。四五日、五六日的条文中最具代表性的是少阳界面，即元气在后面按规律正常运行这么多天，但邪气依然停留在时立气布的少阳界面而已。也可以一直在太阳表，如"风家表解而不了了者，十二日愈"。即正气从太阳转到厥阴再转到太阳至厥阴继续转到太阳，两个周期共 12 天，风家之表解后即使尚有少许之不适，随着风家不足的正气在两周的吃喝拉撒睡，在如常生活中得以逐渐恢复，故自愈，但并不一定是 12 天。

6. 日月年之天地规律

6.1　阴阳分三阴三阳，但就像风筝一样永远有一根线拉着，其源头根本为和合一气☷。正常生理情况下，三阴三阳按照每个个体各自的本气有序地进行着日复一日的气机运行，一日日，一月月，一年年，一轮十二年，三十而立，四十而不惑，五十而知天命，六十而耳顺，七十而心有所欲而不逾矩，则善终矣。上述元气规律恒定不变，其实不仅每天，每一刹那均是三阴三阳一气双螺旋运行的规律。

6.2　一日由天亮夜尽即黎明前的黑暗再到天亮，规律为太阳、阳明、少阳、太阴、少阴、厥阴、太阳……循环往复，周流不止。只是人间时空最易认识感知是由大到小的排序。气化则不同，天亮了可以是太阳也可以是少阳，日中可以是阳明也可以是太阳，日落西山可以是少阳也可以是阳明。这个不同在人身上却同时存在，而且是一气的体现。

6.3　人之生机包括了日、月、年所有的规律，而每一年的规律名客气又不同。故人立在天地间须遵循主气规律，不被客气规律所影响，每一日顺昼夜上述阴阳变化规律。天地人三者的规律详见生气通天论、四气调神大论、上古天真论三篇原文。

一月则按晦朔望上下弦认识。

一年则按春夏秋冬主气规律厥阴少阴少阳太阴阳明太阳认识。

正常无病情况下，人没有任何感知，只是感慨岁月如梭、岁月静好，生病了才会感知病象万千的差异。但只需把握大的天地生命疾病规律，如此以有涯随无涯乐矣！

6.4　伤寒论条文是论述上述天地人规律最常见的失常，以坎中元气的太阳寒水之气为主线，每一界面脉证并治均包涵其他五个界面与其密切相关的规律失常之条文。故只有归为一气，并知晓人法地、地法天、天法道、道法自然，才能在临证时针对每一个患者分析出特有的病机。

二、典型病例

李某，男，16岁，①重症肺炎；②鲍曼不动杆菌感染；③支气管扩张伴感染；④脓气胸（双侧）；⑤血胸（左侧）

就诊时间：2019年8月22日。

主诉：呼吸困难8个月余。

现病史：患者于2019年1月16日出现高热、喘促发展至咳嗽、咯血痰伴血尿，两天后病情进展迅速，入当地医院ICU治疗，治疗期间出现休克，因病情危重于2019年1月26日转入广州医科大学附属第一医院，予呼吸机辅助呼吸、ECMO呼吸支持、抗感染等治疗后好转，2019年5月15日出院诊断：①重症肺炎（流感+金黄色葡萄球菌+鲍曼不动杆菌+解甘露醇罗尔斯顿菌+铜绿假单胞菌）；②Ⅱ型呼吸衰竭；③感染性休克；④MODS（心、肺、肝、肾、脑）；⑤脓毒血症（金黄色葡萄球菌）；⑥双侧脓气肺（金黄色葡萄球菌）；⑦左侧血胸；⑧重度贫血；⑨低蛋白血症；⑩电解质紊乱。出院后一直中药调理至今，只发热1次，服阿莫西林、阿奇霉素等热退。

刻诊：时有咳嗽，咯出带血浊痰；一直需要持续吸氧，前天停吸2小时，昨天停吸4小时，静卧可耐受，今天行走200米后出现心率由105次/分上升至125次/分；汗出偏多，头部两侧、颈后背部明显；胃口佳，多食后自觉腻，数月来每餐只进食单一水煮食物；大便日 1～2 解，成形偏烂，偶呈绿色；尿偏黄；眠可，梦多，多梦到生活中琐事；舌淡暗胖，边有齿痕，苔黄白略腻；脉细疾、紧、实。

处方：四君子汤加味。

方药：人参 30g，茯苓 30g，白术 30g，炙甘草 30g，乌梅 5g，射干 5g，姜炭 10g，桂枝 5g，生地黄 30g，醋五味子 5g，盐菟丝子 30g，生石膏 10g，生牡蛎 10g，炒僵蚕 5g，桑白皮 5g。

7 剂。用法：每 2 日 1 剂，每剂加 1300mL 水，一直文火煮 1.5 小时，煮取 300mL，分 2 日，每日 3 次服。

110

逐症分析，由博返约：

1. 患儿突发高热、喘促、咳嗽至咯血痰伴血尿、病情进展迅速并发展为重症肺炎、呼吸衰竭、感染性休克、MODS、脓毒血症、脓气肺、血胸等提示患儿元气骤溃，外邪夹秽毒直中少阴、厥阴，厥阴一丝微阳殆尽，同时发生中化至阳明界面，火热毒邪炽盛，重伤肺脏；

2. 时有咳嗽，咯出带血浊痰，持续吸氧状态，停氧则心率快，结合病机线路 1，阳明邪热内盛，耗气损津伤血，脏器受损，主气功能失常，大气不举，局部形成肺痿、肺痈、咳嗽上气三病同时存在；依"三阴统于太阴、治太阴保少阴"之法，予四君子汤、甘草干姜汤、射干、生地黄、石膏、五味子；

3. 汗出偏多，头部两侧、颈、后背部明显，多梦属土虚、土不载木，热扰心神，对应君火不明，元气不足，浮阳外越；

4. 大便日 1～2 解，成形偏烂，偶有色绿，尿偏黄，太阴己土之气不足，气虚既生寒又生热；

5. 舌淡暗胖，齿痕，苔黄白略腻，提示气阳不足，湿郁化热；脉细疾、紧、实，属正虚但邪实。

综上所述，此诊立足"三阴统于太阴""治太阴保少阴"之理，予四君子汤，顾护土之气阴；甘草干姜汤，温益太阴阳气；乌梅，敛降离位相火，合僵蚕，清解脂膜分肉间火热秽毒邪，配合桑白皮防止虫类药入阴分阻碍肺气宣发。射干，开肺降肺；桂枝、牡蛎，加强厥阴原点和缓有序的起步之力；生地黄、石膏，滋阴清热凉血，加强阳明本体液津血化生的同时，从肺之化源入手增强生生之源，加菟丝子补益肾精，鼓舞肾气，配合乌梅、五味子承降在上之邪热。

就诊时间：2019 年 9 月 9 日。

服药后，平静时心率由 105-125 次 / 分转为 91-105 次 / 分，持续吸氧状态同前；纳佳如前，近半月体重增加 0.5kg；上周饮食由水煮食物调整为三种炒菜，咳嗽、咯出带血浊痰未增加；睡眠改善，梦到生活中琐事次数减少；大便日 1 ～ 2 解，成形偏烂；小便黄改善；舌暗红，齿痕，苔黄略腻；脉细。

处方：黄芪 60g，赤芍 15g，白芍 15g，茯苓 15g，乌梅 3g，炒僵蚕 5g，桑白皮 5g，白术 45g，皂角刺 10g，当归 10g，赤小豆 10g，续断 10g。

14 剂。用法：每 2 日 1 剂，每剂加 1300mL 水，一直文火煮 1.5 小时，煮取 200mL，分 2 日，每日 2 次服。

按：患儿服药后体重增加，心率改善，增加炒菜而咳嗽咯血痰未增，梦到生活中琐事次数减少减少、小便黄减轻及舌脉的转变，说明药证相合，部分寒湿邪热转化归位，中气、元气较前增强；患者持续吸氧状态，咳嗽咯血痰同前，因纳佳，此诊转予运大气托腐气之黄芪 60g，合白术 45g 健运中气利二便的同时，合当归、续断、皂角刺，乃"当归补血汤""十味神效散"之化裁，益气托腐透邪生血，加强气血之流动及皮肉脉筋骨之间的相保功能；茯苓、赤芍、白芍对治水气逆上之热、营热、血热；当归赤小豆汤，清热利湿，活血解毒；乌梅、僵蚕、桑白皮功用同上诊。

就诊时间：2019 年 10 月 15 日。

服药后：体力增强，上诊至今体重增加 1kg；平静心率由 91-105

次/分转为95–100次/分，脱氧100–110次/分，持续吸氧状态同前；2019年9月15日因饮食不慎致呕吐、咯血痰一次，于当地诊所加服三七粉3g后血痰消失；2019年10月6日至11日咳嗽少，无咯痰，2019年10月12日疑因招待访客聊天时间过长咳嗽增多，咯痰2次，色黄棕质稠；纳眠可；大便偏烂，小便同前；舌淡红苔薄黄腻；脉细缓。

方药：黄芪60g，赤芍30g，白芍30g，茯苓30g，乌梅5g，炒僵蚕5g，桑白皮5g，白术45g，皂角刺10g，当归10g，赤小豆10g，续断10g，盐菟丝子15g。

14剂，用法：每2日1剂，每剂加1300mL水，一直文火煮1.5小时，煮取200mL，分2日，每日2次服。

按：患儿体力增强，体重增加，心率改善，咳嗽减少，咯痰消失，提示中气增强，宗气"贯心脉而行呼吸"之功能逐步恢复；结合患者饮食不慎，呕吐，咯血痰及劳累后咳嗽增多，咯痰色黄棕质稠，提示乙癸同源不足，在上邪热乃土不伏火，厥阴中化太过，故加菟丝子、乌梅，同时加茯苓、赤芍、白芍，对治水气逆上之热，营热、血热。

参悟大枣

枣之使用与阳明、厥阴、冲脉相关。阳明土中汁膏或脂液少，一生火邪，一生水邪，二者若阳明不降厥阴直升随冲脉逆上壅阻必苦里急。肝主藏血，阳明多气多血，主阖，胃戊土主降、喜润恶燥。邪正是一家，邪多相应正少，如何匹配祛邪扶正关键还在于病机。

典型的液少水多之十枣汤、苓桂枣甘汤。甘麦大枣汤、附子粳米汤、大青龙汤均用枣 10 枚；竹叶汤、越婢汤均用枣 15 枚。

液少邪入里化热之大柴胡汤去人参、生甘草依旧用枣 12 枚。

液枯之炙甘草汤、橘皮竹茹汤用枣 30 枚。

液少血虚寒之当归四逆汤用枣 25 枚。

薯蓣丸之 100 枚值得参悟。

桂枝汤、小柴胡汤、葛根汤、泻心汤、黄芩汤、黄连汤、旋覆花代赭汤、吴茱萸汤、麻黄连翘赤小豆汤、葶苈大枣泻肺汤、五虎汤立足中气脾胃后天之本易理解。

参悟气化之理

一、个人参悟过程记录

中气如轴，恢复中气斡旋因与中土、脾胃、太阴阳明、至阴土这些概念关联，加之三阴统于太阴，三阳统于阳明，单一的寒证易理解，一旦形成郁热、湿热、瘀热，直观对应气水血三道，以阳明功能失常为主要矛盾，病机归为李可老中医说的"阳明之降乃人身最大降机"这一医理，但临证病象万千，对应温病众多医家之学术观点。取效亦是彭子"轴运轮转，轮运轴灵"之理。恢复中气重在运轴，实已中气元气同时对治。如五苓散以运轴为主，实恢复了元气之别使三焦气化之力，即轴运轮转。每个点均为坎卦元气、六气为一气的变现而已。生理病理均如此。

三焦是一个大腔，焦内涵水火二气，即是元气。日常生活中宰羊后屠者剥皮时刀只分离皮与肉之间的那层薄膜，下刀处十一公分但实际长度远远大于此距离，看者觉得宰羊人一点都不费力，似乎是一口气将整只羊完整剥离。联想到曾看过一哮喘多年小儿服用乾坤大挪移方送服五苓散疗效出人意外。取效之理：增强了患儿在己亥年不足之元气的同时利用三焦腔隙、缝隙发挥了元气之别使之功，水火道路拓宽，气又进一步增强，其实二者同时发挥作用，欲解释得分开讲，一分开讲不明人只有一口气，读后便产生先后之分别，禅宗不立文字避免了修行者执着于文字相。四季五方一元气，天地不言，春夏秋冬运行，万物生长，中医学本质也。

1. 反复背经脉"历络三焦、循属三焦"，说明多维空间，不是上下叠加式上中下。

2. 三焦是卫气由内达表的主要通道。卫气属阳，阳气者柔则养筋，胡希恕老认为津液就是阳气之理。

3. 三焦包括人身最大的腔隙和所有缝隙。并不只是易理解的胸腹腔。

4. 三焦乃人身水火之道路。

《中藏经》曰："三焦者，人之三元之气也，号曰中清之腑，总领五脏六腑、荣卫经络、内外左右上下之气也。三焦通则内外左右上下皆通也。其于周身灌体，和内调外，荣左养右，导上宣下，莫大于此也。"五苓散治疗的是水热气结，不是单纯的水邪，水为阴邪，而五苓散之证已化热。

二、典型病例

谭某，男，11月。

就诊时间：2019 年 12 月 24 日。

主诉：反复感冒咳嗽半年，再发 35 天。

现病史：患儿今年 6 月始反复感冒咳嗽，首发流鼻涕、打喷嚏，每次服中药治疗症消，但遇冷受凉易复作，35 天前再发，就诊我科李主任后症状明显缓解，现偶咳，喉中痰多，涕多，色白，涕时稀时稠；鼻塞，眠中打鼾；白天及夜晚入睡 1～2 小时头、背部汗多；眠不安稳，喜趴睡；易喜哭闹；手心热；大便糊状，1～2 日 1 解；舌淡，苔薄白；指纹青紫达气关以上。

诊断：反复咳嗽。

处方 1：炙甘草 30g，甘草 30g，蒸附片 10g。

5 剂。用法：每 1 日 1 剂，每剂加 700mL 水，一直文火煮 1 小时，煮取 100mL，煮服散剂 10g，煮取 30mL，分 2 次服。

处方 2：桂枝 5g，猪苓 10g，茯苓 10g，泽泻 20g，白术 10g。

3 剂。用法：上药打粉混匀，每次 10g，汤药煮服。

逐症分析，由博返约：

1. 患儿反复感冒咳嗽半年，首发流鼻涕、打喷嚏，遇冷受凉易发作，提示先天禀赋元阳不足，反复发作必有风寒伏邪；

2. 痰多，痰色白，涕时稀时稠，鼻塞，眠中打鼾结合病机线路 1 属元气不足，三焦气化不力，水湿夹热上蒸，肺阳明局部寒湿郁而化热，阻塞喉鼻之窍；

3. 夜间头、背部汗多、眠不安稳、易哭闹、手心热属土气虚，土不伏火、土失载木，邪热内扰；

4. 喜趴睡、大便糊状属太阴虚寒；

5. 舌淡，苔薄白，指纹青紫达气关以上，属气阳不足、风邪盛；

欲治太阴虚寒先治其母元阳釜底火，土中因年之所加燥热亦存，故予乾坤大挪移方，生甘草、炙甘草配附子。

水湿、寒湿夹郁热，故在增强元气的同时予五苓散发挥三焦元气之别使，利用其为水火之道路，三焦膀胱者，腠理毫毛其应，借气化之功对治水热气结，截断水湿痰饮之源。

就诊时间：2019 年 12 月 31 日。

药后喉中痰鸣音、鼻塞、眠中打鼾明显好转，眠不安消失，纳眠、精神佳；面色转红润；晨起干咳；易哭闹、头背部汗多同前；大便由 1～2 日 1 解转日 2～3 解，糊状同前；舌淡，苔薄白，指纹沉滞退至风关。

处方 1：炙甘草 30g，甘草 30g，蒸附片 20g，干姜 10g。

5 剂。用法：每 1 日 1 剂，每剂加 700mL 水，一直文火煮 1 小时，煮取 100mL，煮服散剂 10g，煮取 30mL，分 2 次服。

处方 2：桂枝 5g，猪苓 10g，茯苓 10g，泽泻 20g，白术 10g。

3 剂，用法：上药打粉混匀，每次 10g，汤药煮服。

逐症分析，由博返约：

1. 药后主症好转十之八九，纳眠、精神佳说明药证相合，不用祛痰药而痰自消，水、湿、热较前疏导转化归位，中气、元气增强；

2. 晨起干咳，易哭闹，头、背部汗多同前说明阳气外越之源仍是元阳不足，故守方蒸附片加量；

3. 大便次数增加 1 次，糊状同前提示太阴深伏寒湿之邪，故加干姜。

李可老中医认为"里阳气不到的地方，那里就有病"，三焦为元气之别使，故予五苓散发挥使者的功能，因"三焦膀胱者腠理毫毛其应""肺外合皮毛"故可宣通腠理、达表开肺；又因"卫气出于下焦、源于中焦、宣发于上焦"可增强卫气"温分肉、充皮肤、肥腠理、司开阖"的功能；"三焦者，决渎之官，水道出焉"及"三焦者，中渎之腑，水道出焉"故可加强水液气化，疏通水湿郁热气结，从而增强元气。

参悟胃膈阳明

《伤寒论》397条有一规律，按人体气化、身体结构、日月年阴阳变化规律，在每一条对应的界面里根据六合升降出入，实已包含六个界面的一气圆运动失常，由最常见的普遍规律入手，纵横展开。全篇根据日、年初之气厥阴风木的防卫失常、出现桂枝汤纵深展开，直至厥阴病脉证并治篇，又回到风家表解而不了了者十二日愈，说明了气在人身的周流、表里正邪各自的规律及相互关系。

在上的陷胸大实证论及相对在下痞证，中间过程142条论太阳少阳并病，借机论述了妇人中风、伤寒之特点，146条少阳证半表半里、"心下支结"，柴胡桂枝汤主之。此时已有心下支结，阳明界面之症。147条则向里、向下深层论述胸胁满（痞的特征为满，部位不同）微结，阳明之明证，但未发展至典型之白虎承气，为对药"栝楼根牡蛎"水热并治，并于无字处按照三阴三阳发病规律推断出太阴存在虚寒，干姜对治。到了148条直述为阳微结，代表症状为大便硬，头汗出，排除了少阴，微恶寒半在表，可与小柴胡汤。进一步说明小柴胡汤之枢可同时对治太阳阳明之理，同时也说明一旦进入少阴界面人体本气更少。149条用"但满不痛者此为痞，柴胡不中与之"，说明由纵轴已转为横轴的气机失常，黄连代柴胡，干姜代生姜，土层气液之力未动、黄芩生半夏之降泄未动，变成了后世总结的"干姜黄连"对药之机理。由此延伸至173条黄连汤，方中黄连由1两增为3两，与干姜等量，人参由3两减为2两，因有厥阴下陷故换桂枝代黄芩，胸中阳明无形邪热盛，故黄连加量。小陷胸汤中黄连用一两，少阴黄连阿胶鸡子黄汤则用四两，乌梅丸中用0.5kg。

气痞水痞同火痞主要矛盾均为火邪。膈气虚，膈上热、膈下寒是以膈为中线的横向上下双螺旋运行失常，五泻心汤加栀子豉汤、黄连汤。膈这一部位属阴阳气交通之处，涉及阳明太阴少阳太阳。

一、半夏泻心汤分析

1. 膈：对应之土，大枣、炙甘草、人参3两，利用膏汁类化生之气补其虚；

2. 膈上热：黄芩3两，黄连1两；

3. 膈下（胃寒）：干姜3两；

4. 膈：对应之土，半夏半升，太阴阳明土之药，性虽温，因其味辛质黏、开破力强，打开胶黏土、致津液通气，则阴阳并调寒热同治，交通阴阳也。

二、黄连汤分析

出现下焦因厥阴下陷后生寒之后化热，并从下焦熏蒸到上焦，便是黄连汤证，此时厥阴已出现虚寒，故依第333条去黄芩。

1. 膈：人参2两，大枣炙甘草、夏半升；

2. 膈上：黄连3两；

3. 膈下胃寒：干姜3两；

4. 腹：桂枝3两；

膈气虚对应中气如轴，膈下重点在胃阳，即吴瑭先生之阳明阳土。戊癸化火，肾为胃之关之理。

三、五苓散水火之道路，包括上述规律。

四、小柴胡汤对治在至阴土这一中轴、纵向双螺旋的寒热气结，即心腹肠胃中结气。

五、栀子豉汤同上，以膈为中线分上下，故其变化有甘草、厚朴、干姜、枳实、柏皮之变通方。

六、干姜黄芩黄连人参汤参悟

伤寒论厥阴病篇359条：伤寒本自寒下，医复吐下之，寒格，更逆吐下，若食入口即吐，干姜黄芩黄连人参汤主之。各三两。上四味，以水六升，煮取二升，去滓，分温再服。

参悟：

1. 与半夏泻心汤相比，少半夏、生姜、大枣、炙甘草，依太阳病篇第 17 条提出"呕家不喜甘故也"，故 359 条因食入口即吐故去枣草。

2. 为何去生姜、半夏？厥阴界面一丝微阳，359 条前提为"本自寒下"，理解为厥阴界面本位本气寒而下利。医复吐下之，不但伤阳更加寒，而且出现了阴阳气三者俱损，故"更逆吐下"后发生了以膈为中线平面圆的上热下寒的阻隔，名"寒格"。依内经病机十九条"诸逆冲上，皆属于火"，膈上之热用黄芩黄连，膈下之胃脾虚寒用干姜人参，非生姜对治风寒、寒水指征，故去之。且四药等量，1200mL 煮取 400mL，去滓分温再服。

3. 半夏治呕之邪一为寒夹水饮，二为此气内陷土中因郁滞成燥，胃气不降。临床小青龙汤对治水饮、小半夏汤对治痰饮，苦酒汤和半夏散及汤对治第二种情况。此乃邪火，非半夏指征，故去之。

4. 干姜、黄连组药：173 条黄连汤病机部分与 359 条一致：胸中有热，用黄连三两，胃中有邪气，欲呕吐，用干姜三两。这是相同点。不同点黄连汤中有半夏半升，腹中痛之源为厥阴风木下陷，故用桂枝三两。大枣 12 枚，炙甘草三两，人参二两，益土之气液（膏汁），人参量较小柴胡少，说明邪热较其重。

5. 人身以膈为中线分上下。此膈为心肺胸上焦与胃、脾、肠中焦的分界线，依据《素问·六节藏象论》能对治心腹肠胃中结气之药为柴胡，常见方为小柴胡汤，与 149 条原文之先予小柴胡汤，误下后"若心下满而硬痛者，此为结胸也，大陷胸汤主之。但满而不痛者，此为痞，柴胡不中与之，宜半夏泻心汤"立足点一样。小柴胡汤为纵向双螺旋，泻心汤为横向双螺旋。

6. 以膈为中线，一旦形成寒热夹杂，因一脏五腑是主所生病与气血筋骨津液相关，土中必虚实并具。

7. 至阴土中，湿与燥成为主要矛盾时，由于太阴损及少阴，湿寒与少阴元阳相关，燥气逆上必产生火热二邪，如此至阴土中又可出现湿热、湿火、湿燥，甚则湿寒火热燥夹杂，由脾胃影响至肾肺，而这仅为一条病机线路。此种情形需掌握薛生白、李东垣、杨栗山、王松如、叶天士、王孟英、吴鞠通、陆九芝之学术观点。

附：2015年泻心汤参悟记录。

三个泻心汤中黄连和干姜是一组对药，泻心汤之所以有邪火在上，其原因为胃阳不足，即第二道防线阳明发生中化为湿、邪入太阴发生虚化寒化，故载木之土此时已形成了寒热气结，此乃黄连干姜组药使用之理。

半夏泻心汤亦是太阳表邪内陷至太阳之里、阳明之表，与小柴胡汤相比，六合之内它的下陷部位更偏于里但又未至阳明的最深处。痞可对应否卦天上地下气机理解，此时气机重在降，因此痞证为中虚寒热相结之但满不痛之无形气结不降之证。

参悟黄连阿胶鸡子黄汤

一、个人参悟过程记录

暖冬之疾，需明：①因地之土气匮乏，伏火不力，阳浮于上外，气候温燥同时兼具。②阳明中土燥、阳潜藏不足，阴阳俱损。③下焦元阳不足，太阴中土湿寒盛。④中土中气太阴阳明燥湿不济，可以表现为中土湿热充斥上中下三焦；水包火；湿包火；燥火包水湿、寒水；上火实下虚寒……病象万千。知其要者，一也。阿胶导液，麻子仁益液，但均通过土才能发挥作用。阿胶能浚血之源，倘中焦无汁可化，则非其所能任。大黄甘遂汤证，水与血俱结；温经汤证，下利数十日，入暮发热，种种耗阴之候，仅唇口干燥，能终不渴。可知阿胶之用，属阴不亏而不化血者，不治血之化源涸也。

《伤寒论》303条黄连阿胶鸡子黄汤"少阴病，得之二三日以上，心中烦，不得卧，黄连阿胶汤主之"。

少阴寒化易理解，火少土寒湿盛。热化并未予引火汤。为何立此方？参悟如下：自然界的规律之一形成坎卦元气之土中燥热火气偏胜，此种情况下土伏火形成的坎卦同样是二阴抱一阳的元气，遇禀赋与其一样的人易出现同气相求，相对水下百刻的标准，天与人出现的"偏"（个体禀赋特性）体现在阴阳俱损，遇火热燥气则极易发生阳明病、少阳病、热化之太阳病，三者或合病或并病属温病范畴，若所有矛盾集中在火热，二邪顶在南方形成离卦位外二阳太过明亮，且此邪火耗灼中一阴爻，便是303条之证。按照日之规律此火之源头为甲胆逆上，成为火毒用黄芩、黄连对治。黄芩对治肺，黄连对治心、心包，故重用黄连四两。鸡属木，鸡子黄外有极薄之膜，对应巽卦位之木，滋养土中脾精，阿胶水煮驴皮之凝胶，导液非补血，阿胶、鸡子黄本自水火互济。但机理重在借土，故药力性味厚重向内向下向里内收、内吸多余火气。故对应朱雀。《内经》曰："天明则日月不明。"需临床多体会。

仲景黄连阿胶鸡子黄汤对治"天明则日月不明"，自然和合美景应是天明日月也明。故此方303"少阴病，得之二三日以上，心中烦，不得卧，黄连阿胶汤主之"对应的是天明则日月不明，故其临床出现南方离卦在外二阳过明，邪火邪热依"心主神明、主血脉"之理，扰心最典型的症状归为"吃喝拉撒睡"之"睡"，近一月临床体会顽固性皮肤瘙痒症、外阴瘙痒症、银屑病、胃炎、焦虑症、便秘、怕冷、关节酸痛及肺津枯生燥、生风、痰多色黄如支气管扩张，部分患者符合这一病机亦有良效。

病机十九条之"诸痛痒疮皆属于心（火），诸热瞀瘛皆属于火，诸逆冲上皆属于火，诸胀腹大皆属于热"，恰合上方。但因日月不明，故除了典型的心中烦不得眠，病人可伴有寒热虚实夹杂的其它症状，如脾气暴躁、易发脾气无法控制、易思虑难以自拔、大便稀溏或干硬、汗出怕风、关节疼痛发软怕冷、胃胀易打嗝、胸部憋闷、胁肋不畅等。

师父李可老中医在其书45页曰："仲景学说是中医学活的灵魂，也是破解世界性医学难题的一把金钥匙。""临证之际，不必在病名上钻牛角，不但不考虑西医的病名，连中医的病名也无须深究。胸中不存一丝先入为主之偏见，头脑空明灵动，据四诊八纲以识主证，析证候以明病机，按病机立法、遣方、用药，如此，则虽不能尽愈诸疾，庶几见病知源，少犯错误。"

清代王子接在《绛雪原古方选注》一书中记载黄连阿胶鸡子黄汤治君火热化之阴烦，非阳烦也。黄芩、黄连之所不能治当与阿胶鸡子黄交合心肾以除阴烦。各举一味名其汤者当相须为用也。曰此方润可

参悟黄连阿胶鸡子黄汤

祛枯。润何为焉，枯又在何处？今天的临床体会，枯在离卦之中一阴爻，若论其源先天乾坤退位到了后天坎离水火南北为主，则离卦中一阴爻为土，若论虚其心实其腹，心之外二阳欲发挥离者丽也、神明功效的依托则为心主血脉的营卫二气，故其枯必是脉内外之液津血，枯以润之说明不是简单的量的减少，医圣张仲景给出的方药是根据同气相求之理。因肾主津液、心主血脉，故用入通于肾的阿胶导液以浚津血之源，入通于心的鸡子黄绵柔化气以补土中之精，二药之胶黏汁膏入土发挥裹撷渗灌之力，润之为也。合黄芩、黄连、白芍，将离之火归入坎之水中，从而达水火互济。

二、典型病例

萧某，男，21 岁，苔藓样皮炎病史

就诊时间：2019 年 12 月 31 日。

简要病史：因苔藓样皮炎多年，初诊于 12 月 10 日予三阴大方、麻黄附子细辛汤变通方，立足扶益三阴托透伏邪后诸症如前；全身皮肤干燥脱屑，以背部及双耳、头部、双上臂及双下肢明显；唇咽干，偶有干咳，喜饮温水；精神体力如常，少上火、少感冒，汗出少，纳眠可，小便调，大便日 1 解，质黏；舌郁红，苔根部白腻，中见浅裂纹，脉沉。

处方：黄连阿胶汤。

方药：黄连 60g，阿胶 31.3g，白芍 30g，黄芩 30g。

5 剂。用法：每 2 日 1 剂，每剂加 1400mL 水，文火煮取 300mL，分 2 日，每日 150mL，烊阿胶 15g 稍冷，加鸡子黄 1 枚搅匀，1 次服。

按：因立足三阴托透伏邪无效，说明虽然元阳不足，但患者阳明内伏燥热致五之气阳明失阖成为治疗的关键。故转换思维予黄连阿胶汤。

就诊时间：2020 年 1 月 14 日。

服药后全身皮肤干燥、脱屑减轻 30%～40%，唇干、咽干、偶有干咳消失；精神体力如常，大便质黏消失，日 1 次，成形质软；2020 年 1 月 11 日出现发热，T：37.7℃，自服小柴胡及维 C 银翘片，次日热退，遗流清涕、思睡，从小不喜运动。舌郁红，苔薄白，左脉细，右脉转有力。

处方：黄连阿胶汤加味。

方药：黄连 60g，阿胶 31.3g，白芍 30g，黄芩 30g，甘草 30g，桂枝 10g，白术 10g，茯苓 30g，泽泻 10g，黑顺片 10g，炙甘草 30g，生地黄 30g，猪苓 15g。

5 剂。用法：每 2 日 1 剂，每剂加 1600 mL 水，文火煮取 300mL，分 2 日，每日 150mL，烊阿胶 15g，稍冷，加鸡子黄 1 枚搅匀，1 次服。

按：患者服药后多年的不适减轻 30%～40%，唇干、咽干、干咳、黏便消失及舌脉改变，说明药证相合。此诊诉曾低热，热退后仍有流清涕、思睡及不喜运动，提示患病之根在于少阴元气不足，故守方加黑顺片、生甘草、炙甘草（1：3：3），火生土，土伏火；因该患者阴阳俱损，故用桂枝、白术、茯苓、泽泻、地黄、猪苓、阿胶、黄连代滑石，乃五苓散、猪苓汤二方化裁之方，共同加强水火道路的拓宽以增强元气。

参悟守正方

　　阳明温病，干呕口苦而渴，尚未可下者，黄连黄芩汤主之。不渴而舌滑者属湿温。温热，燥病也，其呕由于邪热夹秽，扰乱中宫而然，故以黄连、黄芩彻其热，以芳香蒸变化其浊也。秽气上逆用郁金、香豆豉开郁化浊。一清一宣则郁开热祛秽清，诸症皆平。

　　近期由于暖冬，天之时气夹秽，流感多发，根本为元气阴阳俱损，但本气先虚后矛盾集中在土之太阴阳明，高热者五根汤合小量柴胡、黄芩、滑石、甘草、升降散为对治之方；若以土中寒热气结为主，厥阴阳明太阳少阳开阖枢失常，主以小柴胡汤加石膏、乌梅。

　　热退三阴本气能自行恢复，则不需药物，生活中调养即可。若矛盾集中在阳明中土燥热致下焦阴阳俱损但患者出现了：

　　1. 以元阳不足为主。

　　2. 土气不足后寒热二邪同时内生，热则与阳明中土燥热同气相求致阳明邪热更甚。

　　3. 土虚土不伏火相火离位。

　　4. 厥阴失阖中化太过亦发生了相火离位及阳明经热化。

　　则予守正方。

　　守正方组成：炙甘草30g，甘草30g，人参15g，附子10g，石膏10g，乌梅9g。

　　守正方针对的病机是：少阴的元阳不足；土气的内匮导致寒热邪气同时内生，热则与阳明中土燥热同气相求致阳明邪热更甚；土虚土不伏火相火离位；厥阴失阖中化太过亦发生了相火离位及阳明经热化，所以是石膏、乌梅组药对治。虽然只有六个药，但涵盖了如上的界面和机理。

参悟伤寒温病熔于一炉

伤寒温病融于一炉，尤其是在下焦更为突出。下焦归到《伤寒论》少阴、厥阴以肝肾二脏对应的界面为主，同时又涉及我们参悟到的产生六个界面的根本——少阴元气，这块的寒温对应后世医家侧重论述的不同点。

如果寒证就简单，阳不足要考虑是因寒而伤阳，还是阳不足内生寒邪；但要记住如果是本气自病，一定是阴阳俱损的。要恢复阴阳俱损的元气，一定是通过火生土、土伏火大法来对治的，对应的方药就是四逆汤或者附子甘草汤。干姜的作用是迎阳归舍，就是整个地表到地球的中心，其实不止是土，但是中国文化把它认为是土，土里面全是寒湿是干姜；如果全是寒水就是生姜了，如果全是冰就是乌附剂。在元阳不足之后，又分六个界面的某一条道路，比方到了厥阴界面的寒，光靠这些还不能把寒冰融化，就是吴茱萸汤。如果靠四逆汤、通脉四逆汤、白通汤这些方药能够解决六个界面任何一个界面的寒，这就叫"立足先天本气，一首四逆汤通治百病，此论先天肾气"。

至于阴分的不足，吴鞠通讲得很透彻。大家可以看到"液干、液枯"，就是对应地下水及其源头不足导致地球的中心到地表这块土的干枯，温病的体系就是产生了邪热，但对应到自然界，大家很清楚，不只是万物不生，反而很多地方会出现突然气温骤降或下冰雹，入冬后也会下雨。这就说明有些地方的天地一气还会生寒。

这是什么机理呢？用《内经》的营卫体系理解会更容易一些，我们有一个包括海陆空全面防卫的卫气，有一个独得行于经隧的营气；营卫一直在全身转，只是分工不同。出现寒的原因是血热鸱张，跟卫气脱离了（不和谐）之后，这时候就不是根据叶天士的观点一直（从卫）热到血分，《内经》的体系不是这样，阴阳失和之后反而是里面实热证与外面虚寒证同时并存，出现了营血分血热鸱张的同时卫气不用。外面冷死了，病人吃辛温燥烈药越吃越怕冷。我在2013年至今接诊了大量的这种病人，很多病人听说是李可学术流派国家传承基地，都找来了，我们一看确实是冷啊，汗出后畏寒，但越吃辛温燥烈药越怕冷，是因为里面枯极了、燥极了、热极了，（火）全憋在里面。

这时候能够解决问题的反而是以炙甘草汤（为主），一定要解决脉里面的邪热，但单纯的凉血药解决不了，因为这种血分的热是伏热，并没有显现出来。这种情况下必须解决营血分邪热的源头，才能够让脉内外的液和津、脉内的血恢复，（这样）营卫二气才能够和谐，阴阳相随，内外相贯，这才能让脉外的卫气发挥作用。

如何让里面的液津血恢复呢？我通过看大量的书，参悟炙甘草汤、黄土汤、九味羌活汤等方，理解了生地黄的作用。当然吴鞠通下焦篇的三甲复脉汤就是在炙甘草汤的基础上，除去人参、桂枝、生姜、大枣，加入白芍治阴伤。这个时候连人参都去掉，因为它进不去，反而助了邪热。人参对应的气津相对是外面的，比方汗出后的疲劳就适合用，而对于裹在血脉中的邪热一点用都没有。所以，我们推出了二个地黄二个甘草。其实，吴鞠通在下焦篇就提出了阳明阳土的概念。这种情况下为何会出现这些表现？因为人并不是独立的个体，而是在这个时空中生的病，这就是客气的作用。每一年客气的变化，就像全球变暖一样，就是火（纯阳的天）、土（纯阴的地）要化合的过程中，纯阴的土已经是阳明阳土，土包括太阴阳明，已经是燥热火盛，这一年的天地化合出的元气已经含着这种偏性的火热燥气，比如今年的暖冬各地气温的不稳定，大的变化对应厥阴的直升或下陷。为什么这样，还是源于这个土。

如果太寒就归到太阴了，釜底火是釜中火的根，阴阳俱损之后，如果阳不足生了寒，就不能温煦中阳；太阴之上，湿气治之，脾阳不足就出现寒湿。如果寒湿停留永远不变就相对简单，一旦气机不流动，再加上太阴阳明同在这个土中，太阴的湿和阳明的燥热火一搅就变成湿热了，如果再遇到不应时的乖戾之气，便是吴又可的观点，瘟疫就来了，比如甲流，有一些秽的东西，吴鞠通、薛生白、杨栗山等医家就把这块问题解决了。也可以理解成肺对应太阳阳明太阴和少阳四个界面。

这个时候用什么方药呢？用五根汤、加小剂量的柴胡、黄芩、滑石、甘草，或者升降散把时空中不是四时应有的秽浊之气到身体里面发生的寒湿、湿热、火秽毒清解掉。如果清解之后正气能恢复，没有不舒服，就好好吃饭好好睡觉，不用吃药了。

如果说分析出来除了阳不足还有阴的不足，这个时候该温阳就温阳，比方我们的乾坤大挪移方或守正方。

阴不足，如何理解生地黄、熟地黄呢？生地对应地表往下的这一层像油一样的土，熟地黄是地下水阴中，是地下水的源头，所以大部分医家用生地黄来清胃的，增液的，胃是十二经脉之海、水谷之海，后天之本，喜润恶燥，只有润了才能恢复阳明主降功能。肺和胃同属土金合德之脏，只有胃气下降，脾气散精，上归于肺，肺一旦能发生正常的气化功能，那所有的邪气随着肺的气化自然而然分消。

一结肠癌腹腔多发转移76岁患者，前二诊以胃肠局部脉外卫气失用之虚寒的根本为脉内邪火，此种寒热的源头为如轴之中土阳明本体液津血气四者不足，君以甘草、生地黄各30g，配乌梅、僵蚕各5g，桂枝、桔梗、泽泻加强气化升提下陷之厥阴中气，腹痛、腹泻、纳眠、小便均改善。上诊诉难入睡至子时则出现烦热，尿频，考虑水寒格阳之端倪，予逆气方石膏换大黄加熟地黄、五味子、童子尿，服后腹胀，加服奥美拉唑、双歧杆菌症消。此诊予乌贼骨、浙贝母、生地黄各15g、五味子1g、猪苓10g。

2019己亥年，若如轴之阳明中气运转出的尽现火热，如轮之五脏六腑十二经气会出现寒热虚实夹杂难辨，此时若立足此轮诊治因如轴

参悟伤寒温病熔于一炉

129

之阳明中气土虚、火邪主要矛盾未考虑，药之和气之偏性与邪部分发生了同气相求，根本为"116条之火逆也，即火气虽微内攻有力焦骨伤筋血难复亦"。此病例犯了虚虚实实之误。

参悟《伤寒论》厥阴病

一、个人参悟过程记录

1. 厥阴病 56 条内容，一为上热下寒乌梅丸、干姜黄芩黄连人参汤、麻黄升麻汤三方。二为呕利厥三症。三为厥热胜复特点，以阳进向愈，阳退病进。

2. 喉痹、便脓血、发痈脓与利厥热寒相反，用开阖枢标本中一元气理解能释疑解惑也。

（1）厥阴中化太过最典型的热为相火离位，对治之法不离土载木，乌梅治之，本篇 338 条乌梅丸用大量粳米之理，师父告知我们若用汤剂十分之一加甘草二两。

（2）第二种热化至少阳界面 379 条"呕而发热者小柴胡汤主之"。

（3）第三种热化至阳明界面 350 条"伤寒，脉滑而厥者，里有热，白虎汤主之"。此条需与"厥应下之，而反汗者，必口伤烂赤"之口烂鉴别。

（4）第四种热化至阳明界面 374 条"谵语者，有燥屎也，宜小承气汤"。用的是"宜非主"。

（5）第五种热化至膈阳明界面 375 条"下利后更烦，按之心下濡者，为虚烦也，宜栀子豉汤"。

用的是"宜非主"。

3. 关键点参悟：脏腑经脉阴阳五行之气化

热化之部位总结及参悟

（1）喉、喉咽（334条咽中痛者其喉为痹）

（2）大肠（334条便脓血、371条热利下重、373条下利欲饮水者以有热，白头翁汤主之）

（3）肉中（332条热气有余必发痈脓）

（4）依土载木之理，厥阴风木热化推断土气已虚，土失载木，木化火及中化均太过，形成东方邪热盛，风火相煽气机壅阻于南方实热证、木克中土导致戊土实热证，一为无形火之症，一为热盛腐肉之症。依肝之经脉循喉咙，肝主疏泄、藏血，咽痛喉痹、唾脓血之理。

（5）依五行相克，致阳明阳土气津两伤邪火盛，即胃实热证。胃之经脉循喉咙，胃主肉，生血之源，主血所生病者，大肠小肠属于胃。热盛腐肉，热盛向上下熏蒸，发痈脓及唾便脓血、咽痛喉痹之理。

（6）厥阴界面一丝微阳，本气不足最易先下陷再横逆再直升而发生气机壅阻中化太过为火。如此形成两个在里在内在深同主阖的木土关系实热证，普通规律同上（3.4、3.5），故伤及部位一为在上之喉咽，一为在下之大肠，一为身中之肌肉。乌梅丸、白头翁汤、干姜黄芩黄连人参汤均有通彻三焦对治湿热火之黄连。

二、典型病例

病例一

徐某，女，70岁，外阴癌阴道复发病史

就诊时间：2020年5月29日。

主诉：外阴癌阴道复发放疗后阴道口疼痛2月。

现病史：2020年3月患者因阴道口疼痛于中山大学肿瘤防治中心就诊并行活检示：符合高至中分化鳞状细胞癌复发。2014年宫颈癌手术治疗，2017年外阴癌手术治疗，2019年2月外阴癌阴道复发行放疗治疗，2020 年 3 月至 5 月行后装治疗。现阴道口疼痛，需服止痛药；阴道有少量血性分泌物排出；大便日一解，成形，顺畅；术后漏尿，小便味臭；头部汗多，喜吹风；纳眠可；无明显口干口苦；舌暗郁，苔薄黄浊，脉左弦右沉。

处方：吴茱萸 10g，白芍 60g，炙甘草 60g，人参 30g，五灵脂 30g，乌梅 10g，生半夏 10g，姜炭 10g。

7 剂。用法：每 1 日 1 剂，每剂加 1000mL 水，一直文火煮两小时，煮取 100mL，分一日，每日 2 次服。

逐症分析，由博返约：

1. 患者宫颈癌、阴道癌术后复发，说明三阴本气大虚，厥阴下陷生寒并郁而化火，形成在里在内在深厥阴阳明界面深伏寒热毒邪。

2. 阴道口疼痛，阴道血性分泌物，舌郁暗，脉左弦右沉，结合病机线路 1 说明癌肿巢穴内厥阴冰凝，甲胆逆上再横逆，局部经脉不通不濡，故首予吴茱萸 10g 破冰通阳止痛；芍药甘草汤各 60g 益土载木，降甲胆，缓急止痛；五灵脂、人参益气化瘀止痛。癌肿对应土气中必有湿痰凝滞，故用生半夏辛以润之，打开气结减压以缓解疼痛，姜炭配甘草温益太阴温经止血。

4. 头部汗多，喜吹风，说明少阴元阳不足但已热化至阳明界面的经热证，结合病机线路 1+2 可利用土伏火大法，温益厥阴敛降离位相火从而增强元气——炙甘草、乌梅。

5. 苔黄浊、小便味臭，说明土中深伏湿热秽毒，但其源头为厥阴寒冰及中化太过之火。

就诊时间：2020 年 6 月 5 日。

阴道疼痛缓解，术后漏尿好转。偶有阴道血性分泌物排出同前，二便纳眠等同前；服药第 1～2 天，自觉心口热盛，第 3 日消失；思睡并可安睡；舌暗，郁苔薄黄燥有裂纹，脉左偏大，右细缓。

处方：吴茱萸 15g，白芍 90g，炙甘草 90g，人参 30g，五灵脂 30g，乌梅 15g，生半夏 10g，姜炭 10g，地黄 60g，蒸附片 10g，黄连 3g，猪苓 10g。

10剂。用法：每 3 日 1 剂，每剂加 1500mL 水，一直文火煮两小时，煮取 150mL，分 3 日，每日 1 次服。

按：患者药后癌性疼痛及漏尿好转，说明癌肿巢穴压力减少，三阴本气增强。故立足厥阴界面加大吴茱萸、乌梅及芍药甘草汤用量。服药期间曾有心口热说明更深层内伏邪火，规律使然此火之源乃阳虚即戊癸合化之力不足，但舌象有裂纹显现说明阳明本体津液血不足，综合分析元阳与阳明本体液津血俱不足，目前以阳明燥热为主，故 10g 附子配 60g 生地黄，前已有 90g 炙甘草伏火，如此重在阳明阖坎水足，而微力启动元阳旨在截断寒热二邪之根本源头，同时小剂黄连、猪苓予三焦伏火及阴分不足邪水逆上之热以出路。

病例二

陈某，女，31 岁，葡萄胎、宫外孕病史。

就诊日期：2016 年 4 月 22 日。

现病史：患者 2013 年 1 月当地医院诊断："葡萄胎"行 4 程化疗并行手术治疗。2015 年 9 月因右侧输卵管壶腹部异位外孕，外院行腹腔镜下手术治疗（保留输卵管）。术后月经量开始减少，经期由 5 天缩短至 2～3 天。G2P0A2，13 岁初潮，经期 2～3 天，周期 25～28 天。Lmp：4/4-6/4，第二天量最多时每日 1 片日用卫生巾可湿 2/3，痛经甚，伴头晕、乏力，严重时几近晕厥。一直未服止痛药。经前易怒、烦躁、腰酸、痤疮。月经第一天恶心、腹泻、口唇发麻、神疲，持续 10 分钟后行缓解。口干、口苦，夜间明显；汗偏少；易疲乏，中下午明显；血压偏低；怕冷，不怕热；双目怕强光；易感冒，首症为流清涕，头晕，自觉低热；易上火，食辣则唇周额头痤疮明显；大便既往日 1 解，质干，量少。

近 1 周大便日 1 解，质烂，灰黑色，时腹胀肠鸣；纳可，喜肉类；难入睡，眠浅易醒，次日精神稍差；舌略红，苔薄白，有裂纹；脉沉。

逆气方加味：酒大黄 10g，茯苓 30g，泽泻 30g，牛膝 30g，黑顺片 10g，炙甘草 30g，生晒参 30g，山药 60g，山茱萸 15g，乌梅 5g，五味子 5g。

10 剂。用法：每日 1 剂，每剂加水 1000mL，一直文火煮 1.5 小时以上，煮至 150mL，分 2 次服。

逐症分析，由博返约：

1. 患者葡萄胎、宫外孕、经量减少病史属在里在内在深两个界面厥阴阳明的寒热伏邪，这是疾病的规律。

2. 痛经严重伴有头晕、乏力，甚至是晕厥。结合患者的病史属元气的不足，既有寒，又有郁伏之火。

3. 汗偏少，三阴里气的不足，汗乏源。

4. 血压偏低，易疲乏下午明显，晨起易四肢胀下午胀感加重，属元气不足及萌芽厥阴风木升发不力，同时夹有湿邪。

5. 口干口苦，夜间明显，考虑郁热。

6. 经前易怒、烦躁、腰酸、痤疮，属厥阴风木疏泄太过，但其源头为土失载木。但此患者土中寒热错杂，故腰酸虚症需考虑到阳明伏热的壮火食气。

7. 月经第一天除了痛经还会有恶心、腹泻、神疲、口唇发麻，持续 10 分钟自行缓解。属胃气不降，清阳不升，厥阴疏泄太过，元气不足。口唇发麻须考虑到顶在局部邪热的源头为寒湿。

8. 怕冷、不怕热，属元阳的不足。

9. 双目怕强光属离位的相火。

10. 易感冒，首发症状为流清涕，头晕，自觉低热，属太阴土气不足。

11. 易上火表现食辣则唇周、额头长痤疮，属土不伏火。唇周额头对应阳明界面。

12. 大便平素日一解，质干硬量少，属阳明腑实热。但近一周日一解，质烂，时腹胀肠鸣，属寒湿之象。

13. 难入睡，眠浅易醒，多梦，次日精神稍差，属元气不足、热扰心神（君火异常）兼部分阳明邪热。

14. 舌略红，阳不归位。有裂纹，属阳明燥邪、阴分不足。脉沉，元气不足。

故予逆气方。山茱萸配人参加强元气的蓄健。乌梅、五味子对治异常的君相二火。

就诊时间：2016 年 5 月 13 日。

服上方后 Lmp：1/5-4/5 量增多 3 倍，痛经同前。精神转佳，易疲乏改善；口干口苦、晨起易四肢胀感下午下肢胀感加重均减轻；转怕热，汗出增多；大便日 1 解，成形，便不尽感；小便调；今日自测排卵阳性。舌红，苔薄白；脉沉。

处方：熟地黄 15g，山药 15g，菟丝子 15g，枸杞子 15g，茯苓 15g，莲须 15g，甘草 6g，桑寄生 30g，五爪龙 30g，鸡血藤 15g。

5 剂。用法：每日 1 剂，每剂加水 900mL，一直文火煮 1 小时以上，煮取 100mL，分早晚服。

按： 药后月经量增多，精神好转，大便等症改善，说明三阴本气增强，阳明厥阴主阖之力较前恢复，冲任气血较前增强，出现怕热、汗出增多，痛经同前，结合目前是排卵期，主要矛盾集中在厥阴，故顺势而为滋养冲任肝肾阴精气血，益气温经活血通络。方用清养方加五指毛桃、鸡血藤。

就诊时间：2016 年 6 月 6 日。

药后 Lmp：25-28/5，量复常同前，痛经消失，色鲜红，有血块，经期时易急躁。2016年6月3日广州市妇女儿童医疗中心彩超示：左侧卵巢32*18mm，卵泡15*12*12mm，右侧卵巢35*18mm，卵泡未见。精神等症进一步改善。舌边尖红，苔黄厚腻；脉沉细。

处方：乌梅21g，炙甘草30g，甘草30g，黄连5g，黄柏10g，黄芪60g，白术60g，升麻5g，柴胡5g，桂枝5g，赤芍30g，大枣5枚，菟丝子30g。

7剂。用法：每日1剂，每剂加水1000mL，一直文火煮1.5小时以上，煮取150mL，去渣，分2次服。

按：经量复常稳定，痛经消失，一般情况均改善，月经第10天左侧卵泡发育良好，故顺势结合前二诊病机此诊重在：一益土伏火，二给三阴热化之伏邪及血热以出路，三加强肉气的充实、中气的斡旋，四加强萌芽的扶益、蓄健。方用乌梅、生甘草、炙甘草厚土伏火、载木，配合小剂黄连、黄柏。黄芪、白术各60g，太阴阳明同时对治，配合小量升麻、柴胡，升提中气升散伏火。桂枝赤芍1：3起厥阴之陷重开南方对治血脉郁热，降西方。大枣、菟丝子加强土中液津精以承降上热，菟丝子又可开肺达表。

2020年5月29日告知四年前顺利受孕生产一女，今日特带来，目前就诊调理身体以备二胎。

参悟师父李可老中医手稿1

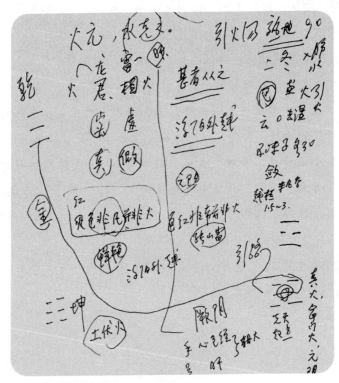

图1　李可老中医手稿

我个人的体会是此图比较难理解。李可老先生留给我们的这张图，用的是引火汤，图里面第一个画的是先天八卦乾卦，接下来是先天八卦的坤卦，先天乾卦指的是元阳，又叫真火、命门火。先天坤卦发挥的作用为土伏火。也就是，先天火生土、土伏火这个化合之力，如何化合，图中有一"金"字，即天地氤氲是靠金气下压火入土中的。到了后天八卦就变成了坎为水，坎中一点真阳乃人身立命之本，坎中的一丝真阳，它的源头就是先天的乾卦。坎卦外面的这二阴，它的源头就是先天的坤卦。一定是在这样的一个理解的前提下，才能够明白李可老先生所说的引火汤的引火归原指的是什么。为什么在引火汤里面紫油桂的服法是用小米蒸熟了之后跟紫油桂粉混在一起制成丸先服，叫米丸先吞之后再喝汤药呢？这就涉及引火归原、导龙归海之理的理解。但是如果是单纯的水浅就像他打的比喻，一个鱼池里面，如果这个水已经很浅了，鱼就会往上跳，对应人身这个火就会出现上奔、离位，这就是说的浮越之阳。如果是这样，没有理由用肉桂的。看图里面坎卦的阳爻那里写了一个先天起点。这个起点，又回到刚刚讲的是先天纯阳的乾卦。大哉乾元，万物资始，乃统天。所以，在人身上的阴阳不是对等的，不是半斤对八两，它是以阳为主的。这就说明了李可老中医解释的这个引火汤，水浅不养龙的源头有元阳的不足。但是，元阳的不足针对这个方已经出现了以肾水（真水）的不足——水浅为主要矛盾。水浅了之后又发生了一个病机变化，阳气浮越。在这三个条件下，才能够理解李可老中医提出引火汤所对治的所有的病症。

图上面写有龙火、雷火、君火、相火，实、虚、真、假。尤其写到了"红色非凡并非火"。非凡指的是非常的鲜艳，这个代表的就是浮阳的外越。在《李可老中医急危重症疑难病经验专辑》一书中第185页，曹炳章先生也提出了同样的观点："色红非常并非火。"指的同样是浮阳外越，而实为寒象。这里面，涉及一个雷火，李可老先生在"雷"那里写了肝，肝对应的是三阴三阳里面的厥阴，涉及厥阴就有手足。为什么要这样提呢？因为手厥阴心包经也是相火主之。这个是源于《伤寒论》厥阴病寒厥本证危重阶段出现的相应的症状，这个时候就涉及了手足厥阴。单纯的足厥阴没法解释。因此，我们的阴阳五行十二经脉五运六气脏腑营卫气血都是用一条线来贯穿的，也就是回到了彭子《圆运动古中医学》十二经气图，回到了它的运行规律都是双螺旋的气旋运动，最根本的就是中气的斡旋，所以说，中气如轴。

这样的浮阳外越怎么治呢？是用壮水之主以制阳光之法，就是《内经》提出的治法"甚者从之"，这个就是引火汤。这就提出了另外一个问题，引火汤包括了水浅的源头是水寒，如何兼顾，油桂引路即是答案。在师父《急危重症疑难病经验专辑》第 240～241 页处有解释："肾为先天之本，内寄命门真火，为水火之脏。肾中水火，共处一宅。水火相抱，阴平阳密。水足则火藏于下，温煦脏腑，统领一身之气化，是为健康无病。若因外感内伤，致水亏于下，则火失其制，古人喻为水浅不养龙，于是离位上奔；或肾水寒极，逼真火浮游于上，致成火不归原之证。且肝肾同源，肾水既亏，肝失滋荣，肝中所寄雷火，势必随肾中龙火上燔，而成燎原之势。""水亏者，以引火汤壮水敛火，导龙归海；水寒者，以引火汤加油桂 1.5g，饭丸先吞，温脏敛阳，引火归原。"

临床一旦变成了水寒为主要矛盾，就是少阴篇的格阳证、戴阳证，这个时候出现的病机一样是阳气的浮越，但是它根本的源头是下焦的阴寒。这个时候要让飘出去的阳回来，可使用四逆汤、白通汤或白通加人尿猪胆汁汤。

在学李可老先生的引火汤时，我觉得最重要的是一定要分清楚这两个点。疾病一定是有一个主要的矛盾，这个病机出来之后，要一个源头再一个源头地找这个病机的前一个源头。这些源头找多少？其实回到自然规律或者天地规律，就是李可老先生提出来的"扶阳是真理，八法不可废"的这个阳，扶的并不是我们人身上看到的火，而指的是形成万物的坎卦里的中一阳爻，这是它的源头。这就回到了《易经》大哉乾元这一个纯阳。很多医家寒温熔于一炉，或者是寒温统一论，就是立足在这个根本。也正是因为立足在这一点，李可老先生提出了他的观点："立足凡病皆为本气自病，一首四逆汤通治百病，此论先天肾气。"就是指的这一个先天的乾卦。这是他指的扶阳的内涵。很多人是反对这种观点的。我在临床的体会确实如此。

熟地黄如果补肾水，需要强调的是补肾水的第一步一定是先通过补土之专精，利用土气的充足，也就是中气，再利用熟地黄的裹撷渗灌之力，以及方里面酸甘化阴的力，加上油桂的引路，这样才将整个方的力量拉回到了地下水阴中。茯苓导水利湿其实是治水气上逆的无形火邪，整个方增强的就是坎卦二阴抱一阳，是阴阳同时增强。

引火汤组成：熟地黄 90g，天冬 30g，麦冬 30g，盐巴戟天 30g，云苓 15g，五味子 6g，油桂 1.5 ～ 3g。

参悟师父李可老中医手稿2

与大家交流一下我师父李可老中医手稿的第二张。上面写着浮、大、空、数、渴。浮、大、空、数是指的脉象，渴是指症状。这种情况下数脉对应的六气是指火，临床的表现龙雷火上奔无制也是指的火。下面一行写的是从治法，要引火归原，归到哪里？坎卦元气，一定要对应四季五方那就是北方，或者是理解为地球的中心，或者是彭子的地下水阴中坎卦元气，这就是甚者从之。我们在讲手稿的第一张图的时候，跟大家已经详细的分析过，引火汤的这种治疗方法就是滋阴复阳，引火归原，用原来的原或者元气的元，不是三点水的那个源。这个火回来就是坎卦的中一阳爻，它的本体就是指的先天乾卦，所以是指的本原。

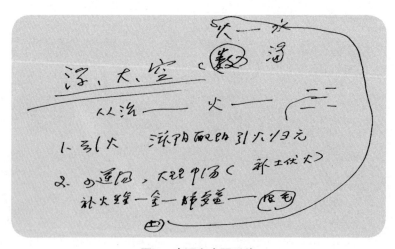

图2 李可老中医手稿

接下来写了四逆汤，大理中汤，后面括弧是补土伏火。前面我们讲过先天乾坤两卦，乾是属火的，坤是属土的，但是化合为后天坎卦在五行的属性里面是属水的，因此我们一旦病了，所用的方药一个大的治法就叫作土伏火，这是因为天地的规律如此。人乃禀天地阴阳五行之气而生，人以天地之气生，四时之法成，要顺应这个规律，因此我们治病的方法，李老写了四逆汤、大理中汤，这是补土伏火。这个难理解一点，但是道理确实如此，大家慢慢参悟。

接下来写了补火生金，肺受益，肺受益对应的真正受益的是皮毛。补火生金是指的四逆汤，这就是指的戊癸合化为火，这是化合五行的其中一组。在临床当中，尤其是今年庚子年，金气不降，不降就说明它的本体不够，若本体不够，这里有邪热，邪热是哪里来的？最根本的邪热就是元阳的不够，我们刚刚分析的坎卦中一阳爻，这个阳的不够，我们分析病机叫水寒龙火飞，飞到了金气这里，金气不降，那么会导致金气的虚。这种情况下，因为源头是在元阳这里，那么治疗这个金气的不足用的就是补火生金。补火生金，因为中医立足脏腑认识四季五方一元气是以五脏为核心的。西方的金气对应的五脏指的是肺，因此第一个是肺先受益，肺一旦受益，因为肺外合皮毛，皮毛就受益了，这就对应了《内经》善治者治皮毛。这个在临床中是李老所说的典型的补火生金，比方很多咳嗽哮喘，用李可老中医的破格救心汤，或者是反复感冒（吹风、受凉就会感冒），这一类人就可以用人参四逆汤，或者人参麻黄附子细辛汤，或者人参四逆麻黄附子细辛汤，如果觉得表还需要再开，又受不了麻黄那么大量，则麻黄撤量，再加葱白，之前也跟大家交流过。最后写了不能直折其火，就是一个"直折"，然后"克伐"这四个字。直折就是指遇到这种病机的情况下，我们看到的因火而出现的渴是不能用直折其火的方法，原因就是刚刚分析的。土虚，土不伏火，金气的不足，即使是这个阳明的不降，它的源头是源于元阳的不足，因此如果在这样的病机的前提下，用直折其火的方法，那么就会克伐人体的生气，生生之气，容易伤到的第一个中气，第二个阳根，第三个萌芽。这就是李可老中医这张图里面所涵盖的内容。比较难理解的是补火生金，肺先受益，肺又对应了皮毛，那么这一病机线路在临床的应用是非常重要的。用一般的方法，你不能把这种气结打开，补又助热，稍微凉一下，病人承受不了，比方说容易拉肚子、咳嗽、口水多，在这样一个情况下就回到了李可老中医说的补火（扶阳）、补火（自然）生金，这个时候只管元气。元气充足了，金气就充足了。

金气，除了脏是肺，有一个跟肺一样都具有土金合德的胃，这个阳明本体足了，阳明跟太阳而言，相当于是人体的第二道防线。阳明本体液津血足了，也就是它能够发挥多气多血的功能，它能够主润宗筋，它里面的液津充足了，阳气就能发挥精则养神，柔则养筋，它能够主阖，能够往下降，不会往上逆，外面来的它能够挡出去，那即使没有挡出去，也在太阳这一层，相对而言，还是在人体的表没有再往里走，起码没有到三阴。因此这两张图，就等于把生命的根本，两个极致一个阴一个阳，以及这个阳跟后天阳明的肺、胃这一脏一腑同具有土金合德的"阳明金"相互之间的关系给了解释，我觉得这一点对临床的指导意义更大。

参悟厥阴寒毒方

厥阴寒毒方组成：

黄芪 120g，吴茱萸 30g，五味子 30g，菟丝子 30g，当归 30g，赤芍 60g，茯苓 30g，白芍 30g，生半夏 30g，大枣 25 枚，人参 30g。

1. 庚子年春末至夏天，出现了一类肉气不足，气不运血，并下陷生寒之证。因为肝脾同主升，中气一陷厥阴亦随之下陷生寒。上述两个源头的寒邪内伏土中，因气虚无力推动而形成厥阴寒毒。依据肝主藏血、肝主疏泄，一旦寒毒内陷厥阴界面，除了冰凝经脉，脉内外液津血必瘀、郁而化热。除了气血，因阳虚必有逆上水邪壅阻于局部南方。肝脾下陷，胆胃最易出现逆上，阳明不降。黄芪 120g、当归 30g 推动肉气（大气、中气）运行并行血；吴茱萸 30g 破厥阴寒冰；赤芍、白芍对治脉内外之瘀热、郁热；茯苓对治水气逆上之热；白芍、半夏降胆胃。

2. 中气失于斡旋，无法滋养灌溉元气，加之厥阴界面寒毒为害，利用黄芪合五味子之酸甘化阴增强三阴里气，最终增强元气。

3. 因吴茱萸重剂使用，开破力强，土气本不足，故除了黄芪、当归，合人参、大枣乃吴茱萸汤配伍法度，又因此方相对来说吴茱萸对治的外寒实为寒包火，故破寒后已无原方生姜对治的寒水之气，而是邪热，故去生姜而用茯苓、赤芍、白芍对治。

4. 若肾精、肾气不足，症状下寒上热，加菟丝子，乃"君火之下，阴精承之"之理。

5. 若肾水不足致龙火不藏，直接加熟地黄与原方五味子、茯苓乃

参悟厥阴寒毒方

145

引火汤中病机线路。

　　6.同时存在少阳伏邪及少阴寒元阳不足，加柴胡、附子各5g至10g，利用枢机之力可增强全身一气的开阖枢功能。

　　7.方中黄芪、当归乃黄芪补血汤。吴茱萸、五味子乃四神丸之配伍组药。菟丝子、五味子乃五子衍宗丸之配伍组药。吴茱萸、人参、大枣乃吴茱萸汤之配伍组药。吴茱萸、生半夏降胃温中。

参悟庚子寒毒陷营方

一、个人参悟过程记录

组成：桂枝、白术、熟附子、炙甘草、白芍各等量。

立方之意及方解：

1. 七年间天地一气的演变，阳根逐渐上移。庚子年春出现了一类寒毒所致的热证，认识和治疗须回归到师父李可老中医提出的元气生中气实乃火生土之五行关系的理法中。

2. 阳根上移，土气（中气）内匮，寒邪郁伏土中，发生内陷，进而化毒。依据营在脉内卫在脉外，此方针对内陷寒邪入营，故营卫二气失调表现热为标，寒为本。

3. 立足天地规律认识，此方针对如轴之中气中的阳明阳土失阖，即主气规律五之气失阖，出现了在上在外燥热火，在下在内阳虚寒盛——附子。

4. 元阳虚寒，火不燠土，太阴己土之气不足，湿、水、饮内生——附子、白术。

5. 阳明从中，阳明太阴相表里，阳明燥热之气中化为太阴虚寒湿——白术、炙甘草。

6. 萌芽因乙癸同源，水为木之母，元阳寒给到木气的亦寒，加之土失载木，导致乙木升发无力、下陷、进一步生寒后直升，甲木、甲胆失降逆上化热，甲乙木之阴阳气机运行规律常见为厥阴中气营卫血脉，脉外寒脉内热对应桂枝、芍药对药。益土载木对应白术、炙草对药。营热对应芍药甘草汤，再加元阳不足则是芍药、甘草加附子汤。

7. 在上在外之热症为标，其源有三，一为少阴寒毒，二为太阴湿邪，三为厥阴下陷直升横逆内陷。临证标热用相应方药治疗后症状缓解，但守法继治则出现症状加重或如前，须转为治上述三个源头。

简单理解：少阴元阳不足用附子，太阴湿寒用白术，厥阴下陷为寒用桂枝，营内甲胆不降之伏热用白芍、炙甘草。炙甘草配其他三药，益火不足用附子、炙甘草；补土不足用白术、炙甘草；益木不足用桂枝、炙甘草。

因厥阴为初之气，元阳不足生寒，久则化毒，厥阴一起步即发生了阴寒之邪内陷入营，故名为庚子寒毒陷营方。大疫之后，本气自病，立足火生土、土伏火、土载木，甲胆一降相火下秘，阳根深固，甲胆一降，乙木自升，生化无穷。二立足先后天两本、立足火土木构成的生之原、生之源，恢复营卫气血阴阳之一气周流。《金匮要略》曰："阴阳相得，其气乃行，大气一转，其气乃散。"

二、典型病例

胡某，女，12岁，慢性鼻窦炎。

初诊：2020年3月30日。

主诉：晨起喷嚏3年余。
病史：晨起喷嚏，睡前鼻涕倒流；纳眠可，二便调；不怕冷怕热；易上火表现为口角发炎；不易感冒，与天气冷热无关；Lmp：3-10/3；舌淡红，苔中白腻燥；脉细小滑。
处方：庚子寒毒陷营方。
方药：白术30g，桂枝30g，蒸附片15g，炙甘草30g，白芍30g。
14剂。用法：每日1剂，每剂加900mL水，一直文火煮1.5小时，煮取 90mL，分 1 日，每日 1 次服。

逐症分析，由博返约：

1.患儿晨起喷嚏，睡前鼻涕倒流，属少阴元阳不足，寒水之气随厥阴风木直升（附子、炙甘草、桂枝）。

2.易上火表现为口角发炎，属局部阴阳气顺接不利，甲胆失降（芍药、炙甘草）。

3.舌淡红，苔白腻燥，属太阴阳明土中湿郁化热化燥（白芍、白术）；脉细小滑，提示邪实。

综上，首诊立足厥阴、太阴、少阴虚寒湿甲胆逆上对治，予寒毒陷营方，附子、炙甘草，以 2 倍伏火之力增强原动力；白术助太阴脾升清之力，桂枝、白芍加强原点起步的同时降甲胆、泄营热，顺势托透厥阴中气营卫血脉之寒热伏邪。

二诊：2020 年 4 月 14 日。

服药晨起喷嚏、睡前涕倒流明显改善，纳眠可，二便调，4 月 7 日出现发热，T：38.5℃，伴头痛，以双太阳穴处为主，自服"小柴胡颗粒"及"999 感冒灵"可退热，Lmp：9/4 至今，无痛经，量可，色鲜红，偶有血块。舌淡，苔薄白腻，脉细缓。

处方：守方加柴胡。白术 30g，桂枝 30g，蒸附片 10g，炙甘草 30g，白芍 30g，北柴胡 10g。

14 剂。用法：每日 1 剂，每剂加 900mL 水，一直文火煮 1.5 小时，煮取 75mL，分 1 日，每日 1 次服。

按：服药后主症好转提示药证相合。此诊结合伏邪之症发热服用小柴胡有效，以及多年病史提示少阴、少阳枢机不利，故守方附子减为 10g，加等量柴胡借枢转之力加强全身之气的开阖功能。

"每天学习一点点"记录节选

2019-9-25 每天学习一点点：

李可学术流派病机总纲——浩渺的宇宙与内在小孩吟唱同一首歌，三阴三阳万千变化不离标本中开阖枢。

2019-10-3 每天学习一点点：

炙甘草、石膏、乌梅用后天禀赋和合一气之偏对治坎卦元气阴阳俱损分析：根本病机为土气不足、土失伏火，此邪火源于离位相火及阳明经热，炙甘草益土益太阴的同时又可防石膏伤中，乌梅、炙甘草益土伏火又可酸甘化阴，故此三药可发挥后天益先天之效。同时也说明厥阴阳明失阖可同时对治，这正是"左右者阴阳之道路也"的临床实践。也说明圆运动一气周流小到每一个点，大到一个三维球体，而人法地，地法天，天法道，天地人同一理，人身一小宇宙，天地一大宇宙，而一气的双螺旋运行是完全一致，故天人一体。

2019-10-5 每天学习一点点：

巽为风，坎为水。风水乃天地间之动能，人循之，亦如此。后天之象，动静间元气行之，智者察之源，究其本，少阴元气二阴抱一阳，厥阴风火甲乙木一圆，太阴归土，土下、土中、土上、元气、中气、宗气。轴运轮转，轮运轴灵，升降斡旋，出入腠理，一气贯通。道法自然，气一元论。

坎为本，艮蓄健，震生机，巽和风，离开明，厥阴病千古之谜若能于此寻得真谛，许多右降道路之病潜藏降不起作用则需利用上述左路之四卦生升之理。

2019-10-5 每天学习一点点：

> 人身本无疾，
>
> 厥阴亦非迷，
>
> 生身一口气，
>
> 处处是中医。

2019-10-7 每天学习一点点：

> 有无气聚散
>
> 身心性一体
>
> 道心化人心
>
> 性体善本现

将年之规律四季五方一元气与日之规律六气为一气的变现结合，阐释三阴三阳及其标本中开阖枢变化规律，再来参悟疾病是如何违背了这些天地规律，是学习中医的捷径。我们只需发现、明白、驾驭这些规律而已。

2019-10-10 每天学习一点点：

气一元论是天人共具之规律，因事物总是在矛盾中发生发展变化，故一气太极动分阴阳，再动有反应矛盾的本体——二太（太阳太阴）、有反应矛盾的变化——二少（少阴少阳），至极而转的阴阳最盛名阳明、厥阴。至此仅三阴三阳，但反应天覆地载化生万物的规律及万物各自发生发展的规律用这一阴阳学说就可完备地表达出来。大道至简！故开阖枢标本中的规律是理解中医天人一体观的基础知识，也是学习中医入门之捷径。

2019-10-17 每天学习一点点：

今天突然明白呼吸衰竭患儿因食肉无法运化出现咯血，当地医生在我的处方上将 60g 黄芪加至 120g，并重剂使用薄荷 30g、田七粉后咯血消失之理应是厚土扶正，借薄荷 30g 同煎疏散郁滞之热，清代著作《本草新编》记载"薄荷，不特善解风邪，尤善解忧郁，用香附以解郁，不若用薄荷解郁之更神"。故今日一长年忧郁症患者通过前诊四逆散合枳实栀子豉汤解决了多年的失眠后转用黄芪、薄荷、麦冬三药。半月后即知参悟是否正确。学无止境，大美中医。

附 陈士铎《本草新编》：或问薄荷解风邪郁结，古人之有用之否？昔仲景张夫子尝用之，以解热入血室之病，又用之以治胸腹胀满之症，子未知之耳。夫薄荷入肝、胆之经，善解半表半里之邪，较柴胡更为轻清。木得风乃条达，薄荷散风，性属风，乃春日之和风也。和风，为木之所喜，故得其气，肝中之热不知其何以消，胆中之气不知其何以化。世人轻薄荷，不识其功用，为可慨也。

2019-10-18 每天学习一点点：

皮肉筋脉骨是指气的不同聚集状态及不同聚集之气在整个身体里的分布。命理生理病理均为条件因缘和合而显现其相作用。

2019-10-19 每天学习一点点：

师父曰："什么是古中医？和西方医学的分水岭何在？答案是认识上的差异。古中医认识人与宇宙的立足点是'天人合一的生命宇宙整体观'。世界是一个大宇宙，人身是一个小宇宙。人最早的生命是天地大气所生，并与天地大气在千变万化中和谐一致。这是中华文化第一经典《易经》的观点，《易经》是母典，是论道之书，是后世人诸子百家一切发明创造的源头。医学领域，先贤以易道论医，产生了《内经》，东汉张仲景集易医之大成，经过多次与大型瘟疫的斗争实践，产生了《伤寒杂病论》。至此，奠定了古中医学辨证论治的理论体系与完备的临床实施要则。在世界的东方，中华先贤首先完成了世界上第一部理论与临床完整结合的医中经典，较现代西医早了一千六百年。由于张仲景的不朽功绩，后世尊称他为医圣。我遵循这条古中医学的道路，实践探索了 52 年，深深体会到：六经辨证的一整套理法方药，可以囊括百病，从重危急症到一切外感急性传染病，内伤杂病，以及现代罕见疾病谱中的奇难大症，都可以从中吸取智慧，找到解决的办法。因此，她又是攻克世界医学难题的一把金钥匙。"

2019-10-23 每天学习一点点：

肺主气，乃周身毛皮之大气，如天之无不覆也。经云：宗气上出于肺，以司呼吸，一呼一吸，内通于脏，故曰呼出心与肺，吸入肝与肾。又三焦出气，以温肌肉，膀胱津液随气化出于皮毛，故曰三焦膀胱者，腠理毫毛其应。

2019-10-25 每天学习一点点：

《伤寒论》184 条阳明居中主土对应"如轴之中气"，河图五行运行以土为中心论，同理，人身之气升降出入必经此阳明中土，己亥年阳明本体液津血不足、燥热火炽盛，六气中即使寒水也会被蒸发成湿热或燥火，阳明失降失阖，肾水乏源，元气坎卦何能充足，无论寒证热证，大阳明降机成为必有之病机。陆九芝慨叹阳明无死证。

2019-10-28 每天学习一点点：

阳明本体液津血表达的是阴阳二气。

1. 阳明为二阳合明，指阳气运行至盛极之状态，其实是阴阳二气一起运行的一种阳的显象，即阴升阳长至极至盛，可对应南方离卦之象。阴在人体依据《灵枢·经脉第十》"人始生先成精……谷入于胃脉道以通血气乃行""胃大肠小肠是主所生病为血津液"、《灵枢·本枢第二》"大肠属上，小肠属下，足阳明胃脉也。大肠小肠皆属于胃，是足阳明也"。《素问·太阴阳明论篇第二十九》之"脾主为胃行其津液"及《灵枢·决气第三十》之液津血脉气的概念，阳明对应的阴升以液津血为主。从气血层次理解说明阳明多气多血的特点。

2. 阳明戊土属阳，喜润，滋润土的依自然规律必是水、雨、油、雨露等，如春雨润物细无声即春雨胜过油，对应人身之土属阴滋润的为液津血。

3. 阳明之上燥气治之。发挥气为燥的作用，对应金，无论庚辛阴阳金，犹如世间9999金的提炼锻造，或广而言之所有属五行"金"的锻造过程最后成形，无论坚软，纯度非常高，这个物之内涵对应人身就是"液津血"。阴阳应象而已。

4.《伤寒论》阳明篇第181条，亡津液胃中干燥因转属阳明。180条，阳明之为病，胃家实是也。184条，阳明居中主土，如此将胃家实与亡津液、土、阳明四者相联系。阳明病的前提是津液亡。

5. 一脏五腑至阴土，其中膀胱者州都之官津液藏焉，气化则能出矣，三焦者决渎之官水道出焉。营出中焦，汗血同源，汗为心液，腠理发泄汗出臻臻是谓津，阳明燥土发挥正常收敛作用的本为上述至阴土对应的液津血。

2019-10-31 每天学习一点点：

病机规律：

1. 汗出怕热必存阳明伏热，常见经热，若为对治气血分热的大黄病机线路则必伴有大便干硬、黏滞。石膏之经热病机线路常伴大便稀溏，这个是阳明实热太阴虚寒之理，如高热、腹泻一组症状，太阴阳明表里寒热虚实之临床难点。上述均有即为石膏、大黄合用的病机线路。

2. 汗出怕风怕冷常见病机规律。

（1）太阳风寒表虚证。

（2）阳明经热兼伤津耗液之白虎加人参汤。

（3）元阳不足藩篱疏松。

（4）脉外卫气失用之源为脉内血热鸥张。

（5）萌芽欲脱之端倪对治方来复汤。

（6）中气虚寒——元气生中气，尤其是失精家因元气耗损，伤及中气易出现此症。

（7）劳损虚人邪少虚多，以气阴精血俱损为主，参考胡慎柔之学术观点诊治。

2019-11-1 每天学习一点点：

身重乏力：

1. 厥阴萌芽蓄健不力——人参、山茱萸。

2. 中气不足。

3. 火邪，伤寒论116条，腰以下必重而痹，"脉浮，宜以汗解之，用火灸之，邪无从出，因火而盛，病从腰以下必重而痹，名火逆也"。

4. 壮火食气，虚人热化至阳明界面如397条竹叶石膏汤之虚羸少气；癌症大实证致大实有羸状。

5. 元气无法启动寒邪直中并发生阳明经热化实热证——持续高热39℃、迈步则累，独处藏奸方。

6. 暑湿侵袭，肺热叶焦，水之上源匮乏，中土湿寒郁而化火成毒。上用清燥救肺汤，中用豆蔻、藿香、大黄、蝉蜕、滑石、甘草。

7. 先后天两本俱虚，启动无力、中土生化运载功能低下，血色素低下者、放化疗后、血小板减少症、哮喘、肺心病等部分患者。

2019-11-3 每天学习一点点：

每一点都是360度无死角的气机升降出入圆运动，一点不圆则运行失常，但往往几个点的不圆人感知不到。中医临证所见一切均为病之假象，如何透过现象找到每一个病机源头，再明晰相互之间的关系，才能做到由博返约。

这种中医思维犹如人眼看不见显微镜下能看到的细胞，也看不见太空中的地球，但细胞和地球不会因为你看不见而改变。如何做到大而无外小而无内的阴阳应象便成为学习的关键点。

2019-11-4 每天学习一点点：

1. 喜肉食，特别以肥肉为主，属液不足——熟地黄为君药。

2. 喜食香口、重口味食物及咸菜，不喜肉食及甜食，属己土之气不足寒湿偏盛——白术为君药。

3. 大便前干硬后成形，属少阴元阳不足局部相火离位——虎啸汤。

4. 大便干结如羊矢，属阳明腑实证，结合他症判断源头，常见热为甲胆不降，寒或为釜底火不足及太阴湿盛。

5. 大便色深黏滞味臭，属阳明伏热，内有湿热秽邪，往往易形成郁热。

6. 小儿眠不沉、喜翻动或伴磨牙，属土不伏火，甲胆不降；——芍药甘草汤。

7. 怕热，刚入睡时头背部汗多，属甲胆失降并热化至阳明界面经热证为主。

8. 发热伴剧烈咳嗽，大量黏痰，咳甚时伴呕吐，属阳明邪热盛。

9. 高热无汗或有汗且伴疲劳甚，属壮火食气。

10. 鼻衄局部属火邪，界面——阳明，但源头常见太阳桂枝赤芍白芍、桂枝石膏，阳明伏热——石膏大黄，虚人阴精不足——韭菜汁可止血。局部有形肿物另论。

11. 喜咬指甲属土虚，土不伏火及土失载木。

12. 反复眼睑麦粒肿属土虚，土中有伏火及厥阴中气同时下陷至一脏五腑至阴土中，形成郁热熏蒸。

2019-11-9 每天学习一点点：

中气如轴对应到人身上，中气包括太阴、阳明。如果如轴之中气体现为阳明中气中土燥热火邪盛，因阳明多气多血的特点，燥热火盛必致阴阳俱损以伤阴为主，导致如轮五脏六腑十二经气寒热虚实夹杂难辨，但因为如轴之阳明火热燥盛伤津耗液血少为寒热虚实夹杂的源头，如果治疗不解决此阳明这一主要矛盾，那么之后的寒热虚实夹杂很难得到解决。此时恢复阳明本体液津血的生化化生成为治疗的关键。结合中风历节篇之防己地黄汤，炙甘草汤，东垣调卫汤，龙胆泻肝汤、血府逐瘀汤诸方用生地黄的道理，此时，对治阳明这一燥热火盛及液津血不足首选生地黄，次用生甘草。切记立足点为如轴之阳明中气中土。与黄芪 21 字对治如轴之中气的立足点是一样的。

2019-11-10 每天学习一点点：

膏粱厚味运化不力致瘀热深伏，进一步影响气血运行，如轮之经气出现气虚并无形邪火充斥蚕丛鸟道，头脑不清爽、心神不安宁、情绪不稳定，精神恍惚。气之升降出入失常虽然不是大乱，但患者五志受扰，不适之感犹如大病甚或有濒死感。此时利用三焦缝隙水火之道、元气之别使，恢复如轮之经气的升降出入是捷径。以醒狮方为主，观其脉证，小量黄连（小于 1g）酌情加用。以柔克刚，轻剂制胜，经气周流复常，达轮运轴灵之效。部分虚人病机亦如此。

2019-11-12 每天学习一点点：

人身坎卦元气二阴抱一阳是在地下水阴中。元气出来靠厥阴风木的生、升发，回去靠阳明降机。这一过程必然经过由地球中心到地表的土层——这个土对应中医的太阴阳明，元气围绕此土但又用三阴三阳来认识此升浮降沉的圆运动，这是钦安学术思想。

而彭子圆运动的古中医学是用中气如轴四维如轮来表达的。

因轴自身运转带动轮转，而人身五脏六腑十二经气 360 度运行，无论从哪个角度认识脾胃中气左升右降斡旋运转不停，与如轴之中气同理。

将二者上述认识糅合在一起来认识疾病，那么患病后若此土（球心到地表）出现了以阳明中土液津血不足产生燥热火邪，围绕此土的十二经气会发生同气相求的阳明火热燥证，同时必然会出现相应的虚寒证。依据生命规律阳明主阖、阳明多气多血，临床常见的一条病机线路为壮火食气的虚寒证及血热鸱张的实热证。但病象可以万千，如血小板减少症，骨髓异常增生症，疲劳综合征、失眠、抑郁症、疮痈等。

2019-11-13 每天学习一点点：

郑氏坎中之阳起步于生生之原，在后天八卦显现出相应之象是围绕彭子所云之"如轴中气"，这个中气对应土，用三阴三阳认识则对应太阴阳明。但如轴中气外之十二经气中又有名为太阴阳明的脾胃，二者名称一样，时空不同。但对于患者，轴运轮转二者必同时失常，只是以哪个为主。因为生命气息是多维空间的双螺旋运行，故临床症状只能通过应阴阳之象来认识分析判断。但就轴与轮而言，轴运为主，故许多医家之方药看似从不同角度切入，根本宗旨是一致的，以恢复土——轴运为主。土能生万物，无土不成世界。师父曰："一部伤寒论，一个河图尽之已。"仲景之人参、大枣、甘草、生姜多用正是此理。桂枝汤类方、柴胡类方、调胃承气汤、白虎汤、炙甘草汤、苓桂剂、四逆汤等可如此参悟。怪不得师父将真武汤归为理中汤类方。人之生存若能保护好后天脾胃元气，先天肾气自然因中气之滋养灌溉得以保全。师父留给弟子不过三页纸，十二年不敢有一日懒惰，今天才觉明白一些。惭愧！

2019-11-20 每天学习一点点：

彭子之中气乃大气升浮降沉而生成，"升浮降沉一周，则生中气。中气者，生物之生命也。此大气的圆运动之所由来，亦即造化个体之所由成就"。钦安则认为先天乾坤两卦化合生成的后天坎卦元气为立命之根。师父李可将二人学术揉合为气一元论，提出了先天肾气与后天胃气，并用火生土、土伏火说明元气、中气之重要，治病切记保护脾肾元气。

2019-12-2 每天学习一点点：

桑白皮使用：一为肺热之汗，如泻白散。二为泻肺清肺热可从阴分达表，故与虫类药合用息风止痉、平喘止咳，如常与全蝎、蜈蚣、僵蚕、地龙配伍治疗痉挛性剧咳。三治皮疹瘙痒，如四皮汤，合地骨皮、白藓皮、茯苓皮。四治虚人心脏病之水肿，降肺有利肺通调水道功能的增强，减轻心脏负荷，间接达强心利尿之功。

附：陈士铎（约 1627—1707 年）清《本草新编》

桑白皮，味甘而辛，气寒，可升可降，阳中阴也。入手太阴肺脏。助元气，补劳怯虚羸，泻火邪，止喘嗽唾血，利水消肿，解渴祛痰。刀刃伤，作线缝之，热鸡血涂合可愈。

桑叶之功，更佳于桑皮，最善补骨中之髓，添肾中之精，止身中之汗，填脑明目，活血生津，种子安胎，调和血脉，通利关节，止霍乱吐泻，除风湿寒痹，消水肿脚浮，老男人可以扶衰却老，老妇人可以还少生儿。

桑椹，专黑髭须，尤能止渴润燥，添精益脑。此三品相较，皮不如椹，而椹更不如叶也。

前人未及分析，世人不知，余得岐伯天师亲讲，老人男女之不能生子者，制桑叶为方，使老男年过八八之数、老女年过七七之数者，服之尚可得子，始知桑叶之妙，为诸补真阴者之所不及。所用桑叶，必须头次为妙，采后再生者，功力减半矣。

2019-12-4 每天学习一点点：

"茯苓理先天元气，安虚阳内扰之烦"参悟如下：

先天八卦乾坤利用中和之法形成万物，后天八卦便以坎离立极，虚心实腹即指此水火互济。

茯苓对治北方坎卦元气因阳不足而水上逆至南方，南方离卦在外二阳被此水邪扰，正常离者丽也即心主神明功能失常，烦症现。对于北方坎卦而言曰离火不降，对于四季五方一气周流而言曰气之不开、不宣。

纵观伤寒杂病论，太阳病篇上第 28 条："服桂枝汤或下之，仍头项强痛，翕翕发热，无汗，心下满微痛，小便不利者，桂枝去桂加茯苓白术汤主之。"无表、甲胆逆上之热夹水邪便是茯苓、白芍、白术，真武汤、附子汤中苓芍术同理。茯苓四逆、苓桂剂四方均有此理。包括温病通阳不在温而在利小便之观点。在此基础上延伸便容易理解了。

2019-12-6 每天学习一点点：

《伤寒杂病论》98 条参悟：

太阳界面发生了

1. 得病六、七日——厥阴转向太阳，7 这个数反映一阳来复，代表一个周期规律，不一定是 7 天。

2. 脉迟浮弱——脉迟弱病在三阴，浮反映出现了厥阴风木疏泄太过，风阳在表、在上、在外。

浮脉病机线路如下：

（1）土不载木，未至水不涵木。

（2）阳虚生寒，逼阳于上。

（3）阴不足涵舍无力，浮阳在上在外可能发生。

（4）表邪仍在。

3. 恶风寒——立足三阴认识为里阳虚，立足三阳认识为太阳表。

4. 手足温——立足三阴认识为太阴病，立足三阳认识为阳明热，但邪入阳明一般用"渴、恶热、脉滑"。结合第 5 条应属三阴界面。

5. 医二、三下之——误认为上述病机界面为阳明，用下法治。误治后出现。

6. 不能食而胁下满痛——误下后伤太阴不能食，土不载木，或误下伤及厥阴并发生横逆局部中化太过为少阳火，甲胆不降，甚而热化至阳明气血分实热证。也可以理解为在少阳界面胁下气机郁滞。

7. 面目及身黄——立足三阴认识为阴黄，立足三阳认识为湿热郁热之阳黄，常为因土虚寒湿郁而化为湿热郁热之黄疸。

8. 颈项强——颈对应足少阳、手太阳、手阳明经脉所过之处，项对应足太阳、手少阳经脉所过之处。误下后出现少阳邪火或太阳风寒阻滞经脉。结合第 6、7 条归为少阳火郁、阳明邪热伤津及精津液不能上承失于濡养。

9. 小便难——邪热伤及水道。

10. 与柴胡汤，后必下重——伤元气，阴阳俱损。

11. 本渴而饮食呕者——中气已损，己土之气不足无力运化水液可以出现渴及饮食呕，但喜热饮。胃气不降水湿内停易出现饮食呕。综合分析 11 点界面在太阴阳明，中气已匮。排除：五苓散 74 条"渴、水入则吐名为水逆"，与食无关。吴茱萸汤无渴，食谷欲呕，非呕者，与饮无关。

12. 柴胡汤不中与之也——中气、元气俱已不足，故食谷者哕，归为后天胃气匮乏。

2019-12-7 每天学习一点点：

《伤寒论》第二百一十九条，原文如下：

"三阳合病，腹满，身重，难以转侧，口不仁，面垢，谵语，遗尿。发汗则谵语，下之则额上生汗，手足厥冷。若自汗出者，白虎汤主之。"

临床体会"腹满，身重，难以转侧"，是邪热充斥三阳界面，三阳统于阳明、壮火食气的典型症状。误汗伤津助火则谵语，非有形腑实热下之阴阳俱损，逼真阳上出于额加之阳明热炽，故额上生汗说明少阴元气衰极，与谵语同属危症。手足厥冷说明少阴元气衰与阳明火盛同时存在。阳明邪热逼津外泄，故自汗出者治以白虎汤。阳明阖、坎水足之理。

附　其他解释：

阳明热邪在里，壅滞气机，中焦气机不利则腹满；身重，是太阳病之表现。《伤寒论》太阳病篇第六条有云："风温为病，脉阴阳俱浮，自汗出，身重，多眠睡，鼻息必鼾，语言难出。"太阳受邪，太阳经气不利，便会有身重之感；难于转侧，是少阳病之表现。因为少阳有邪，少阳经行身侧，身侧经脉不利，辗转不便也。

《医宗金鉴》有云："胃之窍出于口，热邪上攻，故口不仁也。"清代吴谦解为："阳明主面，热邪蒸越，故面垢也。热结于里则腹满；热盛于胃，故谵语也。热迫膀胱则遗尿；热蒸肌腠，故自汗也。"

知母六两，石膏一斤（碎），甘草二两（炙），粳米六合。

上四味，以水一斗，煮米熟，汤成，去滓，温服一升，日三服。

2019-12-8 每天学习一点点：

脑系疾病治疗原则如下：

1. "阳化气，阴成形" ——治重在阳，温通；

2. 和阳解凝——因虚而致气血水脉络道不通；

3. 托透法——代表方为麻黄附子细辛汤及风药之功效（邪之入路即邪之出路）；

4. 顾护中土——中气如轴，十二经（五脏、六腑）经气为轮，轴运轮转，轴停轮止，生命终结，对应土、中气、脾胃；

5.三焦缝隙——黄芪、鸡蛋花、金银花加强元气之周流发陈以除湿热火秽毒，桂枝、桔梗、泽泻加强三焦缝隙水火之流动。

2019-12-9 每天学习一点点：

《伤寒论》98 条参悟补充：

得病六七日，脉迟浮弱，恶风寒，手足温，医二三下之，不能食，而胁下满痛，面目及身黄，颈项强，小便难者，与柴胡汤，后必下重。本渴饮水而呕者，柴胡不中与也，食谷者哕。

1.恶风脉浮弱，太阳风寒表虚桂枝汤证。

22 条在 21 条太阳病下之后，脉促胸满者，说明胸中阳气已损，就桂枝汤证对治东方厥阴风木甲乙木之乙木下陷、甲木逆上，而此木的升降失常又是靠自然法则"土载木"，故用生姜、大枣、炙甘草，既然胸阳（心肺二阳）不足，故在桂枝汤基础上去芍药。师父云芍药是对萌芽戕伐最小的药。一旦出现微恶寒，在 21 条的基础上加附子一枚反映已入里的少阴界面。

2.98 条恶风寒之"寒"就桂枝汤证而言反映阳气已受损，结合手足温，故推断界面已不在太阳，进入三阴。详见前一次分析。

3.276 条太阴病脉浮者可发汗，宜桂枝汤，典型的益土载木法，用桂枝汤治疗病入太阴界面浅层土中的中风证。结合 278 条"伤寒，脉浮而缓，手足自温者，系在太阴"。

故 98 条脉浮弱，恶风寒，手足自温，可以判断病已入太阴。但太阴的特点为自利不渴、腹满而吐、食不下、时腹自痛，此条有"渴饮水而呕者"，无腹部不适。

4.小便难与面黄及身黄属热证。故太阴篇有小便自利者，不能发黄。说明即使属太阴病但部分病机线路已发生热化。

只有一气，症状必须由博返约用一气认识，方明仲景条文之义。

2019-12-13 每天学习一点点：

免疫功能紊乱后出现的火毒之证，若常规方法疗效不佳，须回到火邪源头，此时常见一病机线路为水浅不养龙——熟地黄、五味子。

热毒之清解：①需考虑借少阳枢对治阳明、太阳火毒——小柴胡加蒲公英、金银花、石膏。②需考虑体内经络内伏之营热、血热、水气逆上之热。③需考虑中气土中郁热火毒气结——升降散。④需考虑土中湿热气结——滑石、甘草。尤其地黄、五味子合小柴胡汤是捷径。

2019-12-14 每天学习一点点：

《温病条辨》上焦篇第三条：

太阴之为病，脉不缓（排除太阳风寒表虚）不紧（排除太阳风寒表实）而动数（实热），或两寸独大（上焦邪火盛），尺肤热（阳明实热），头痛（太阳、阳明），微恶风寒（阳明、太阳），身热自汗（阳明），口渴（结合前症阳明），或不渴（属阴金，热轻），而咳（肺气郁），午后热甚者（阳明），名曰温病。

1. 手太阴肺外合皮毛、主一身之气，属卫。故肺主表，因肺为华盖居最高位，与心同居上焦，心为阳中之太阳但不通表，肺属阴金却主表，故邪热最易伤肺。叶桂之温邪上受首先犯肺。

2. 肺对应三阴三阳中的"太阳、太阴、阳明、少阳"，三阳兼俱合一太阴。

若用五运六气贯穿一脏：

（1）太阳寒水之气若从标疾病发生最大阳的热化、火化，如麻杏甘石汤63条、162条，大青龙汤38条、39条，白虎汤176条、219条，白虎加人参汤26条、168—170条、222条。葶苈大枣泻肺汤、清瘀热汤、栝楼红花散、厚朴麻黄汤、越婢汤、银翘散等。

（2）阳明燥金燥化之麦门冬汤、桑菊饮、清燥救肺汤。

（3）燥热火化用竹叶石膏汤、千金苇茎汤等。

（4）少阳火化用黄芩汤、小柴胡汤。

（5）太阴湿化理中汤治咳，小半夏汤等。

其实临床遇到的问题极少是单一的，因人身上只有一个肺。上述方药也只是简单的对应。无论温病还是伤寒，寒温各自有其发病规律，但完全可以统于天地人一元气中认识。

2019-12-16 每天学习一点点：

暖冬之疾，需明：①因地之土气匮乏，伏火不力，阳浮于上外，气候温燥同时兼具。②阳明中土燥、阳潜藏不足，阴阳俱损。③下焦元阳不足太阴中土湿寒盛。④中土中气太阴阳明燥湿不济，可以表现为中土湿热充斥上中下三焦；水包火；湿包火；燥火包水湿、寒水；上火实下虚寒……病象万千，知其要者，一也。

阿胶导液，麻子仁益液，但均通过土才能发挥作用。

阿胶能浚血之源，倘中焦无汁可化，则非其所能任。大黄甘遂汤证，水与血俱结；温经汤证，下利数十日，入暮发热，种种耗阴之候，仅唇口干燥，能终不渴。可知阿胶之用，属阴不亏而不化血者，不治血之化源涸也。

2019-12-17 每天学习一点点：

痰饮水湿瘀积滞内陷肝肺络道蚕丛，因无甘遂、芫花、大戟（泽漆、商陆）之仲景书中所述药物，经多年参悟半年时间临床使用，可以用截断法先治近的源头，已形成的借助疏通的道路缓缓渗入真气，整体减压、缓化有形之物、托透转化伏邪、清解秽毒，可有效减轻患者病痛。当然阳寿只能由天、由己定。主要药物茯苓、赤芍、白芍30～120g。相对不变的规律所用药物为小剂量：射干开肺；桂枝厥阴下陷；煅牡蛎外浮之阳；柴胡膜原伏邪；防己经络水湿；防风至阴土之湿、风、火；酒大黄阳明气、血分伏热；阳明燥热实结芒硝、元明粉；淡竹叶阳明太阴伏火夹湿水兼有通阳之功；附子启动原动力即下焦元阳不足无法振奋；吴茱萸温益厥阴萌芽尤其是针对所有肉中深伏厥阴之寒邪，如食道癌等巢穴内；湿毒生薏苡仁；瘀热赤小豆；顽痰半夏、白芥子、姜炭；脂膜湿热火秽毒用乌梅、僵蚕；入络搜剔虫类药，水蛭、地龙、土鳖虫。这样医者便不会被困在"无芳草"之境。更好的医者当然是神用无方谓之圣，最后境界心灵神医。

2019-12-19 每天学习一点点：论温病。

下焦阴伤之阴少、阴亏、阴枯、阴竭均无法直接滋补填之阴，故吴瑭先生予加减复脉汤三方、黄连阿胶鸡子黄汤、大小定风珠方、青蒿鳖甲汤、连梅汤。下焦篇原文"温邪久羁中焦，阳明中土，未有不克少阴癸水者，或已下而伤阴，或未下而阴竭"，即基地之阳明伏热必耗肾水之理。依天地规律，火生土，土伏火化合为坎为水、坎中一丝真阳，乃人身立命之本，此种情形下的坎元于2019-12-18已论述。

另阳明中土如轴，天地之阳围绕中心土升浮降沉，不止下焦阴伤，下焦阴阳俱损只是程度不同而已。吴瑭先生在温病治禁提出白虎汤之禁、太阴温病不可发汗、斑疹禁升提及壅补、小便不利者禁淡渗五苓八正辈、燥热不可纯用苦寒、壮火尚盛者不得用定风珠复脉、邪少虚多者不得用黄连阿胶汤、阴虚欲痉者不得用青蒿鳖甲汤。上述之禁若学人能明白先后天土对应之元气、中气，不只是温邪，所有邪无论内生或外感，人只有本气自病，寒温之根原（和源）皆为由先天火土化合的后天对应水、其态势为二阴抱一阳的元气，治病求本必找寻源头至此火土水。若明此理犹如人饥则索食之本能，必不会伤此土，并会利用土的作用加强不足之坎卦、疏导经络、转化归位清解托透邪气。那么临床必减少犯错之机。

如此鸡子黄、阿胶、生地好、麦冬等后人总结之补血养阴滋水之效，只是看到的现象，根本作用界面在土之阳阴、太阴，而兼具此二德一脏肺一腑胃的特性，成为理解此类药的关键。也是学习温病学的关键。

166

2019-12-20 每天学习一点点：论温病。

阳明温病，干呕口苦而渴，尚未可下者，黄连黄芩汤主之。不渴而舌滑者属湿温。温热，燥病也，其呕由于邪热夹秽，扰乱中宫而然，故以黄连黄芩彻其热，以芳香蒸变化其浊也。秽气上逆用郁金香、豆豉开郁化浊。一清一宣则郁开热祛秽清，诸症皆平。

近期由于暖冬，天之时气夹秽，流感多发，根本为元气阴阳俱损，但本气先虚，矛盾集中在土之太阴阳明，高热者五根汤（板蓝根、芦根、葛根、岗梅根、白茅根）合小量柴胡、黄芩、滑石、甘草、升降散为对治之方；若以土中寒热气结为主厥阴阳明太阳少阳开阖枢失常，主以小柴胡汤加石膏、乌梅。

热退邪解，三阴本气能自行恢复，则不需药物，生活中调养即可。若矛盾集中在阳明中土燥热致下焦阴阳俱损但患者出现了：

①以元阳不足为主。

②土气不足后寒热二邪同时内生，热则与阳明中土燥热同气相求，致阳明邪热更甚。

③土虚土不伏火相火离位。

④厥阴失阖中化太过亦发生了相火离位及阳明经热化，则予守正方。

2019-12-21 每天学习一点点：

天人合一，天人一体，天人相通。人之患病，常规立足人之食色性、居处环境，天地常态风调雨顺，或寒热气候变化带来部分伤害性不大的天灾，但天地不会永常，一旦出现自然界对人类无法避免的戾气、疠气，便是《伤寒温疫条辨》杨栗山先生提到的"杂气"。杂气秽浊直接侵犯在里之血分，形成温病便是升降散之理。在目前的临床中该如何使用，总结为"郁热"为发温之源，"降泄疏散宣透"六字为治疗大法。如此无论伤寒温病，或寒疫温疫甚则寒热夹杂之疫，只要医者能辨明正邪及病之缓急轻重，灵活运用八法对治。

2019-12-22 每天学习一点点：续昨日。

人之患病因人乃禀天地阴阳五行之气而生，立足这一认识必归到天地人之本气自病。天有阴阳，地有阴阳，人也有阴阳，域中有四大而王居其一也。无论六气、杂气、内伤等致病，均已是后天失常之象，无论邪秽浊毒胶结，或绞结成麻团，甚而盘根错节，分清轻重缓急主次，八法之治，只要将哪怕本来就很少的可利用的本气周流运行，至少医者可以做到减少患者的疾苦。

临床寒温表里虚实阴阳之认识，关键在于六个界面的参悟，故建立用标本中开阖枢作为学习中医的起步知识，中医思维可在日复一日的工作中建立起来。

人之血肉之躯内在皮肉筋骨脉肤皮毛、溪谷、肉分、分肉、筋膜、骨髓、骨膜、神经、肌腱、肌筋膜、液津血髓精气、糟粕、汗唾涎涕泪等，均为一气周流之所。诊病时在360度无死角的人之身躯内应胸有定见、目无全牛才能做到疱丁解牛。

2019-12-23 每天学习一点点：

沽吉之分经论治今天在临证时体会到，可以立足一个界面抓主要矛盾在主病机下，因六气均可陷入土中，虚则太阴实则阳明，利用主战场给六气一个气孔以出路，不离大的十二类方，如小剂量麻黄、桂枝、柴胡、葛根、栀子、茯苓、半夏、石膏、大黄、附子、吴茱萸、乌梅的使用。

2019-12-24 每天学习一点点：

三焦是一个大腔，内涵水火二气，即是元气。具体处所，联想到家乡冬季宰羊场景，屠者剥皮时刀只分离皮与肉之间的那层薄膜，下刀处7厘米，但实际长度大于此距离，看者觉得宰羊人一点都不费力，似乎是一口气将整只羊完整剥离。联想到昨天一哮喘多年小儿服用乾坤大挪移方送服五苓散疗效出人意料。取效之理：己亥年客气之元气增强的同时利用三焦腔隙、缝隙发挥了元气之别使之功，水火道路拓宽，元气进一步增强。

三焦参悟：

①反复背经脉"历络三焦、循属三焦"，不是上下叠加式上中下。

②三焦是卫气由内达表的主要通道。卫气属阳，阳气者柔则养筋，胡希恕认为津液就是阳气之理。

③三焦包括人身最大的腔隙和所有缝隙。并不只是易理解的胸腹腔。

④三焦乃人身水火之道路。

五苓散治疗的是水热气结，不是单纯的水邪，水为阴邪，而五苓散之证已化热。

2019-12-25 每天学习一点点：

太阳病脉证并治上篇第66条：发汗后，腹胀满者，厚朴生姜半夏甘草人参汤主之。此指虚胀气胀，非有形实证之承气汤、抵当汤之胀满。且理气药重于补中土药。2019年8月一住院患者术后虽然有解大便，但出现腹胀痛至全身大汗，检查未见腹水，则属此证。

"干呕"一症六个界面均可出现，肺胆不降影响到胃气逆上，其人平素胃阳虚寒或胃中本有宿食，影响到胃气上逆则呕。太阳界面感寒，寒郁肌表，肺胃失降则干呕。生姜可乐汤治疗有效即为此理。

中医学以人为本、以大自然为本，阴阳五行均是一气运行对应之象，每一个刹那都在转，没有一刻静止。临证时四个规律中个体禀赋特殊规律在伤寒论条文参悟中必须考虑，误下、汗、吐、温针、烧针、熨、火灸等误治之证应考虑与患者体质的相关性。

每个界面都是一个六合时空，必有相对的阴阳表里寒热虚实。如都是转属阳明，181条亡津液的转属成了阳明的腑实证；188条转属阳明属于阳明经热证。181 条原文：问曰：何缘得阳明病？答曰：太阳病，若发汗，若下，若利小便，此亡津液，胃中干燥，因转属阳明；不更衣，内实，大便难者，此名阳明也。188 条：伤寒转系阳明者，其人濈然微汗出也。

2019-12-27 每天学习一点点：

195 条：阳明病，脉迟，食难用饱，饱则微烦头眩，必小便难，此欲作谷瘅。虽下之，腹满如故，所以然者，脉迟故也。

参悟：

①瘅古同"疸"，黄疸病。

②谷疸：胃虚不能消谷，水谷不能变成精微而成湿邪，胃虚加湿发黄，属太阴寒湿性黄疸，名谷疸。茵陈蒿汤加附子、茵陈术附汤、五苓散。

③胃虚＋食郁＋湿＋瘀，欲作谷疸之征，非阳明湿热发黄用下法者。

《伤寒论》中，胃在此处对应中气，胃家实曹氏认为对应大肠，心下对应胃。

④迟为寒，但食难用饱，部分人表现为胃中有热，怎么吃都不觉得饱，饱则因中气更虚内生邪热上扰则微烦、头眩。谷气与热气两热消耗津液，必小便难。

⑤临床另一象：迟为寒，不敢吃饱，饱则中阳虚水谷不化，停饮上犯清窍、清阳不升则头晕，食后浊气浊阴壅阻则腹满而小便难，"食入于胃浊气归心"则烦。

⑥小便利者不能发黄，说明热邪火寒邪有出路，与湿分消，便无形成黄疸之邪。

临床治一小儿疳积腹胀怎么吃都不觉饱，用生地黄 10g、陈皮 0.5g、升麻 1g、黄连 0.3g 取效。反思病机为中气大虚、土中枯燥夹湿热火毒。太阴阳明同时受累，病象万千。

2019-12-28 每天学习一点点：

以气治气，真气入、转化归位清解邪气。风药治癌，减缓肿瘤巢穴压力、张力，立足风 – 痰 – 瘀这条线路，可分化有形无形之痰瘀。立足邪正是一家，善治者治皮毛，做到师父所言"邪之入路即邪之出路"大疾转小，最后风家表解而不了了者，十二日愈，太阴病篇278条脾家实同理。

立足阴阳营卫在疑难杂病诊治时，汗多亡阳，下多亡阴，亡阳损其卫；亡阴损其营，不可不慎。但如果心中永远把握住先天后两本、生命三要素根气中气萌芽，调四维如轮之脾胃，实已调轴之大气所生之中气——与坎卦元气同一内涵。轴轮是一个整体，一元气之显象，医家书中方药怎能违背这一天地规律？

风邪内陷一脏五腑至阴土中，既可出现大便秘结，即风燥，名风秘，也可引起泄泻。便秘之因风能燥湿，把水分吹干了；泄泻之因风能疏泄，肠道运动过快了。

风邪致病多矣大矣，规律之一为风邪内陷至阴土中，犹如篱笆墙太过致密，人为肉身，若形容为密闭如坚硬之土墙，那么在内之风邪难出矣，但其性疏泄轻扬不改，难治之症生矣。更不用说常见的钢筋混凝土结构之密闭。癌肿、纤维化类疾病、汗证、寒热无常、躯体化等疾均需考虑此类风邪。

附：明·方贤着《奇效良方》：三化汤

厚朴（姜制二钱）　羌活（二钱）　枳实（一钱半）　大黄（四钱）

参悟三阴三阳六个界面

1.太阳界面参悟：患病后按伤寒论排序规律，此太阳对应本气较阳明、少阳、太阴、少阴、厥阴为强的界面。

十一个太阳：

（1）从易经的角度认识，对应"太极生两仪，两仪生四象"之太阳。

（2）太阳寒水之气对应后天八卦的坎卦（☵），天地之间一气周流，最大的阳潜藏于地下水阴中对应的天之气为寒，故有"太阳寒水"之称，此为《伤寒论·辨太阳病脉证并治上》第91、92条中"救里宜四逆汤，救表宜桂枝汤"之理。

（3）太阳对应后天八卦之离卦，离者，丽也；此为一日之中太阳最明、最亮之时，对应十二时辰的午时，对应二十四节气的夏至，对临床的指导意义均为阳消阳退的开始，即"一阴生"，如笔者在临床治疗一例每年夏至前后必犯崩漏患者，借助小柴胡汤斡旋阴阳枢机之力，恢复此患者顺应天地阴阳消长转化之规律，从而达到止血的目的。

（4）太阳对应四季之夏季、五方之南方，临床常见慢性阻塞性肺病及部分肺心病，此类患者易感冒，感冒后首发症状为咳嗽加重、发热，体质寒热虚实夹杂，虽然三阴本气不足，易虚化寒化，但因中气不足，肺这一娇脏感冒后也易发生热化实化，缘肺外合皮毛，主气，对应太阳，太阳既从标亦从本，从标热化是此类患者重要的病机线路之一，如麻杏石甘汤的灵活应用在临床治疗中尤为重要。

（5）太阳对应《素问·热论第三十一》之巨阳，"诸阳之属也。其脉连于风府，故为诸阳主气也。"

（6）太阳对应由夜转日太极之最大阳。

（7）对应开阖枢之主开之太阳。

（8）太阳对应十二经气图：足太阳膀胱经壬水之气、手太阳小肠经丙火之气。

（9）对应阳中之太阳——心（大黄泻心汤、炙甘草汤、桂枝甘草汤、真武汤）。

（10）对应《素问·脉解篇》正月太阳寅，寅太阳也。但需明白寅时人气生对应的脏为肺，故此时手太阴肺经主令。

（11）三焦膀胱者腠理毫毛其应，对应表之太阳，依二腑对水道之功用，《伤寒论》中太阳篇之五苓散即此理。

2. 阳明界面参悟：患病后按伤寒论排序规律，此阳明对应本气较太阳界面弱，但较少阳、太阴、少阴、厥阴为强的界面。

十个阳明：

（1）阳明对应一日之正午。依据阴阳消长盛衰的规律，此时阳之力最大，为盛极之阳；临床中运用白虎汤治疗，《伤寒论》第248条"蒸蒸发热者"，及麻杏甘石汤治疗大叶性肺炎等，正是此阳明的运用。

（2）阳明对应一年十二月之五月（农历）。依据《本草崇原》："五月半夏生，盖当夏之半也"，半夏所禀的天之气、地之味所形成的和气之偏，可用来对治阳明燥邪。临床体会半夏的辛散之力可解风寒停留于土中之后沤成的有形之痰、饮，或无形的风寒燥绞结之气。就虚实而言，半夏对治实证；就寒热而言，二者均可。笔者认为临床应用半夏需注重土气的强健，读者可在临床中多体会《伤寒论》中小青龙汤、厚朴生姜半夏甘草人参汤、旋复代赭石汤、大柴胡汤、小柴胡汤、半夏泻心汤、生姜泻心汤、甘草泻心汤、半夏散及汤、竹叶石膏汤、麦门冬汤、温经汤中配伍半夏之理。

（3）阳明对应主气规律中五之气阳明燥金之气。若立足一日则为下午所对应之阳明，若立足一年则为秋季所对应之阳明。

（4）阳明对应一日十二时辰之申时。《伤寒论》第137条"太阳病，重发汗而复下之，不大便五六日，舌上燥而渴，日晡所小有潮热"中"日晡所"正是此阳明。

（5）阳明对应足阳明胃经戊土之气。

（6）阳明对应手阳明大肠经庚金之气。

（7）阳明对应肺。依据十天干于五行的配伍，西方辛金对应肺，属阳明。

（8）阳明对应肺、胃、大肠之西方阳明右降功能。临床常见的哮喘、咳嗽、呕吐、腹痛、部分急腹症（如不完全中焦阻隔）、胆绞痛等其中一条病机线路为肺、胃、大肠降机失常，阳明失阖。

（9）阳明对应《伤寒论》184条"阳明居中主土也，万物所归，无所复传"之阳明。笔者认为"无所复传"的阳明会导致壮火食气、阻碍右降道路、肺之化源匮乏，故此条对临床的指导意义极为重要，尤其在疑难杂病中，往往有此阳明伏邪，此时疾病"寒温融于一炉"，如何在扶正的同时对治此阳明伏邪成为关键。笔者在临证时时刻把握《温病条辨·上焦》篇提出的五种死状，旨在提前截断病势。

（10）阳明对应开阖枢主阖之阳明。《素问·阴阳离合篇》云"是故三阳之离合也：太阳为开，阳明为阖，少阳为枢"，立足主气规律，"阳明阖，坎水足"即是此理。

3. 少阳界面参悟：患病后按伤寒论排序规律，此少阳对应本气较太阳、阳明界面弱，但较太阴、少阴、厥阴为强的界面。

九个少阳：

（1）从《易经》的角度认识，对应"太极生两仪，两仪生四象"之少阳，反映事物在矛盾中向前发生发展，此少阳即《内经》女用七之理，代表变易与简易之理。

（2）对应运气学说中之少阳——少阳之上，火气治之，中见厥阴，主气规律为三之气少阳相火。

（3）少阳对应为开阖枢中之枢，即《素问·阴阳离合论篇第六》曰"少阳为枢"。

（4）少阳对应一日中之日出。

（5）少阳对应一日中之日暮。

（6）少阳对应十二经气图之足少阳胆经甲木之气、手少阳三焦经相火之气。

（7）少阳对应甲胆，胆既属六腑又属奇恒之腑。

（8）对应《灵枢·本脏第二》提出的："少阳属肾，肾上连肺，故将两脏"之少阳（日出元气之理解，人气生于寅之理，五道中水道之理解，提壶揭盖之理的临床应用）。

（9）对应《素问·阴阳类第七十九》"少阳为游部"之少阳，部分内涵与《素问·五运行大论第六十七》中"风寒在下，燥热在上，湿在其中，火游行其间"及"手少阳三焦经相火之气"火的内涵一致。对临床指导意义，笔者体会柴胡达原饮正是利用"少阳为游部"之原理，对治的病机为少阳火邪夹湿热秽毒之气内陷膜原。部分癌症患者属六气绞结局部大实而火邪内陷之证，也可利用"少阳为游部"及膜原交通气机的作用达到分消癌症巢穴内邪气，减轻病痛。

4. 太阴界面参悟：患病后按伤寒论排序规律，此太阴对应本气较太阳、阳明、少阳界面弱，但较少阴、厥阴为强的界面。

十一个太阴：

（1）太阴对应土气，人身之生机是否旺盛，全赖土气之生化运载，与师父李可老中医提出"无土不成世界，土能生万物"同理。

（2）太阴对应《素问·六节藏象论》"脾胃大肠小肠三焦膀胱者，仓廪之本，营之居也，转味而入出者也，其华在唇四白，其充在肌，其味甘，其色黄，此至阴之类，通于土气"之太阴，体现的正是土气的生化运载之力。

（3）太阴对应中央戊己土，此乃立足十天干与五行的对应来理解。

（4）太阴对应中气，亦即彭子益先生提出的"经气如轮，中气如轴"。

（5）太阴对应中轴，即十二经气圆运动图之中心。中轴稳健，则一气周流的圆运动才能正常升、浮、降、沉，笔者运用大剂量黄芪定先天中轴、大剂量白术定后天中轴即是此理。

（6）太阴对应轴心，因物有轴，轴有心，临床中中脉方的运用即为此理。古希腊物理学家阿基米德说"给我一个支点，我可以撬起地球"立足点正是此轴心。

（7）太阴对应十二经气图之足太阴脾经己土之气，亦即是《素问·太阴阳明论》云："脾者土也，治中央，常以四时长四藏……脾藏者常著胃土之精也，土者生万物而法天地。"

（8）从手足同经一气贯通立足点来认识，太阴对应十二经气图之手太阴肺经辛金之气，即临床理中汤加味治疗咳嗽之理。

（9）根据笔者对《素问·灵兰秘典论》"胆者，中正之官，决断出焉"的参悟，胆的中正作用属土，对应太阴。胆"决断"功能的发挥必须依赖土，即土载木之理，亦芍药甘草汤、小建中汤、桂枝汤倍芍药、桂枝加大黄汤之理，也是师父李可老中医将真武汤归为理中汤类方之理。（手稿原件见方解）

（10）太阴对应主气规律中四之气太阴湿土之气，即《素问·六微旨大论》"太阴之上，湿气治之，中见阳明"。

（11）太阴对应开阖枢主开之太阴，《素问·阴阳离合论》云"是故三阴之离合也，太阴为开，厥阴为阖，少阴为枢"。

5.少阴界面参悟：患病后按伤寒论排序规律，此少阴对应本气较太阳、阳明、少阳、太阴界面弱，但较厥阴为强的界面。

十六个少阴：

（1）从易经的角度认识，对应"太极生两仪，两仪生四象"之少阴，此少阴即内经男用八之理，代表变易与简易之理。

（2）少阴对应后天八卦的坎卦，亦郑钦安"坎（☵）为水，坎中一点真阳乃人身立命之根"，这一坎卦（☵）对应生生之源的少阴，既包括阴，也包括阳，又名元气。

（3）少阴对应《内经》"肾者，主蛰，封藏之本，精之处也"之内涵，亦《内经》"冬气""冬"之内涵，正如《素问·四气调神大论》曰："逆冬气，则少阴不藏，肾气独沉。"

（4）少阴对应河图中"天一生水，地六成之"，即生生之源，在万物对应北方壬癸水，在人身《内经》中二七、二八、七七、七八用天癸所反映的生命状态即缘于此。

（5）少阴对应洛书之"戴九履一"（方位对应北方，坎卦）。

（6）对应运气学说中之少阴——少阴之上，热气治之，中见太阳，主气规律为二之气少阴君火，相对固定不变，在客气规律中三阴三阳的名称与主气一样，但排序不同。《伤寒杂病论》是按照人体本气由多到少而排序（太阳篇到厥阴篇再到太阳篇），但三阴三阳的概念涵盖了大而无外，小而无内万物的阴阳变化，可大到天阳，小到人之毫毛，都可对应太阳寒水之气。

（7）少阴对应开阖枢中之枢，即《内经·阴阳离合论篇第六》曰"少阴为枢"。

（8）对应"肺为阴中之少阴"，立足春夏秋冬而言，春夏属阳，秋冬属阴；秋与冬而言，秋令由阳转阴，阴气未盛故秋为少阴，至冬阴气大盛为太阴。

（9）对应肺为阳中之少阴，立足天地、日月、上下对应人之手足十二经，《灵枢·阴阳系日月》曰："肺为阳中之少阴"（手之阳者，阳中之太阳；手之阴者，阳中之少阴）

（10）少阴对应肾间动气——《难经·六十六难》曰："脐下肾间动气者，人之生命也，十二经之根本也，故名曰原。"

（11）少阴对应三焦气学说——元气（《难经·六十六难》曰："三焦者，原气之别使也，主通行三气，经历五脏六腑。"

（12）少阴对应一日子午流注之酉时——足少阴肾经癸水之气当令。

（13）少阴对应十二经气图：手少阴心经丁火之气、足少阴肾经癸水之气。

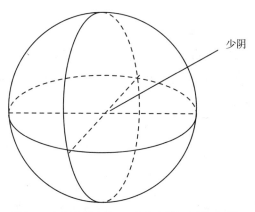

少阴

图3　少阴坎卦元气，生生之源，阳根之所

（14）少阴对应五脏中之肾脏（肾气、肾精、肾阴、肾阳）。

（15）少阴为生生之源，对应的经脉有两条，即足少阴肾经癸水之气、足太阳膀胱经壬水之气。

（16）少阴本脏对应心、肾、脑。

6. 厥阴界面参悟：患病后按伤寒论排序规律，此厥阴对应本气较太阳、阳明、少阳、太阴、少阴界面弱，是三阴三阳中本气最小的界面。但因一日天地阴阳之气有"厥阴阖，开太阳"及一日、一年天地之气有"一日之计在于晨，一年之计在于春"的三大运行规律，对厥阴及伤寒论中厥阴病的理解成为认清许多疑难杂病、急危重症病机的关键。突破这一两阴交尽，一丝微阳，厥阴界面的认识，对危重或垂危患者的中医诊治有极大帮助。

七个厥阴：

（1）对应开阖枢主阖之厥阴。

（2）对应主气规律中初之气主升之厥阴。

（3）厥阴对应后天八卦之震卦。（反映的是风气和缓有序的升发及春暖花开之柔美祥和之象）

（4）厥阴对应后天八卦之艮卦（萌芽蓄健之力）。

（5）厥阴对应十二经气图：手厥阴心包经相火之气、足厥阴肝经乙木之气。

（6）厥阴对应五脏之肝。

（7）厥阴对应阴之极致——两阴交尽（盛阴微阳）。

厥阴病的治疗需要理解一日中夜尽日出表现的是厥阴阖，开太阳，但体现的是少阳的少火生气之力。